MENOPAUSIA: EL COMIENZO DE UNA ETAPA FECUNDA

Segunda edición.

Dr. Ricardo Pou Ferrari

MENOPAUSIA: EL COMIENZO DE UNA ETAPA FECUNDA

Editor: Dr. Ricardo Pou Ferrari

Contribuyen: Dr. Antonio Cano, Ginecólogo (Valencia, España). Per. Cristina Canoura, Redactora de Búsqueda. Dr. Álvaro Lista, Psiquiatra. Prof. Julio Litwin, Profesor de Educación Física. Dra. Sylvia Puentes de Oyenard, Médica y escritora. Nut. Marisa Santurio de Vilar, Nutricionista. Dr. Raúl Villagrán (+), Cirujano Plástico.

Diseño: Sr. Eduardo Pavlin.

Imprenta: CreateSpace. North Charleston, SC. USA.

Editorial: Plus Ultra.

ISBN-10: 1543194591

Contenido

INTRODUCCION.

¿Usted se aproxima a la menopausia? Probablemente crea que su vejez está cerca, pero no es así.

Quizás esté pensando de acuerdo con las ideas que le inculcaron, vigentes hace muchos años, cuando la vida de la mujer terminaba junto con su fecundidad.

Hace un siglo pocas mujeres sobrepasaban los 50 años y las que lo hacían se quedaban en su casa, sin más expectativas de realización personal. Vestían de negro, se sentaban a tejer o a bordar, salían sólo para ir a la iglesia o al médico (si tenían alguna enfermedad seria). La vida sexual no contaba más para ellas. La actividad social era la de reunirse con sus amigas para hablar de temas baladíes y en ciertos casos, participaban de alguna obra de beneficencia. Tenían muy pocas oportunidades de trabajar, lo que las reducía a la rutina y a la pobreza, si no tenían un esposo que las mantuviera o una herencia.

Ciertas "matronas", al enviudar, adquirían -además de peso y aspecto imponente- una actitud desafiante, avasalladora, de mando. Ejercían -desde su hogar- el absoluto dominio sobre hijos y sirvientes, daban órdenes con voz potente y casi siempre grave y decidían el destino del grupo familiar que acaudillaban. En otras palabras, se masculinizaban psicológica y, en ocasiones, físicamente.

Como excepciones, que no hacen sino confirmar la regla, contadas mujeres sobresalían en el mundo de la política, la ciencia o el arte. No pocas veces éstas debían escudarse (como George Sand) tras un seudónimo o un atuendo masculino.

El enorme acerbo de la cultura popular, que se trasmite de boca en boca, cuya veracidad emana de los hechos observados a lo largo de generaciones, pero que también los deforma progresivamente, ha plasmado estas imágenes arquetípicas. Qué difícil es deshacerse de ellas!

La vida ha cambiado vertiginosamente. Lo advertimos por un sinnúmero de adelantos técnicos, de cuya aparición hemos sido testigos en el curso de unos cuantos decenios de vida. Sin perjuicio de que estos artefactos incidan en las costumbres, ha habido un cambio más drástico, aunque quizás menos evidente: el espíritu de cada ser humano. Por la velocidad con que éste ha ocurrido podemos válidamente llamarlo revolución.

Hay múltiples aspectos de esta revolución que no es del caso analizar aquí, pero sin duda los ocurridos en la mentalidad y forma de vida de la mujer son de los más notorios e importantes.

Esta mitad de la humanidad, tan bella como asombrosa, sin dejar de cumplir con el imperativo biológico de la maternidad, ha ido conquistando casi todos los ámbitos que hasta hace poco estaban reservados al varón. Y lo ha hecho con responsabilidad y solvencia.

A esto se agrega la considerable prolongación de la expectativa de vida, que llega hoy a los 80 años, por lo que una tercera parte de la existencia transcurre después de finalizada la etapa reproductiva.

Considere detenidamente los ejemplos actuales más notorios de mujeres descollantes en distintas actividades: casi todas ellas han alcanzado lugares privilegiados después de la menopausia.

¿Puede explicarse esto por los cambios hormonales que la convierten en la "matrona" despótica que pintamos antes? Basta ver su aspecto para saber que no es así: son mujeres que conservan su femineidad y que tienen todo el encanto propio de su sexo.

La mayoría proviene de una generación que tuvo acceso a la educación media o superior durante la juventud. Finalizada la etapa de crianza y educación de los hijos, cuando éstos se alejan del hogar o simplemente ya no necesitan más del cuidado materno, en lugar de volcarse "puertas adentro" de la casa, culminan la realización de lo que habían iniciado o conquistan terrenos nuevos, hasta entonces ignorados por ellas mismas.

Esto es posible en virtud del cambio de mentalidad a que hacíamos referencia, pero también debido a que gozan de salud y bienestar físico y psíquico. En parte este es determinado por la herencia, pero influyen decisivamente además el conjunto de medidas tendientes a preservar la salud.

La medicina preventiva ha permitido evitar afecciones que antes imposibilitaban si no mataban a muchas mujeres en esta edad.

En este libro trataremos de uno de los aportes más sustantivos de la medicina preventiva al bienestar de la mujer: la hormonoterapia de reemplazo o de sustitución (HTR).

Este recurso le ayudará a sobrellevar el período de transición, antes y después de la menopausia, que resulta -de otro modo- una crisis más enojosa.

Pero, fundamentalmente, le brindará la ocasión de hacer algo muy beneficioso para la salud y el bienestar futuros: proteger su aparato cardiovascular de la arterioesclerosis y su esqueleto de la osteoporosis.

A esta altura, nadie duda que lo importante no es prolongar la vida en condiciones que impliquen sufrimiento o dependencia de otros. Interesa la calidad de vida: continuar, durante el máximo tiempo posible, con una vida activa y útil.

Piense que la vida humana tiene la maravillosa característica de ofrecer facetas distintas, pero peculiares y valiosas en cada una de sus etapas.

Luego de la menopausia, Ud. pierde la fertilidad, pero adquiere la inestimable fortuna de su experiencia. Esta no es solamente el cúmulo de conocimientos o destrezas que ha ido ganando, sino también la capacidad para juzgar y actuar desde la perspectiva de lo que ha aprendido en profundidad acerca de la condición humana, de lo que ha sufrido, de lo que ha gozado, de lo que ha amado.

No desperdicie la ocasión de ofrecerse a sí misma esta riqueza y brindarla a los que la rodean.

Para que eso sea posible, el "andamiaje" necesario es un cuerpo y una mente sanos. Hay enfermedades ineludibles, otras tratables a tiempo con un diagnóstico oportuno, otras evitables con recursos tan sencillos como los que se presentan en este libro.

Hemos procurado exponer en él las diferentes facetas del problema de la menopausia del modo más objetivo posible.

Ud. debe ser quién decida, con total libertad, qué camino seguir.

Los médicos no somos los depositarios de dogmas que deban acatarse sin una revisión crítica. Existen, no obstante, una serie de hechos, demostrados científicamente, así como hipótesis en vías de confirmación o refutación. Es necesario que Ud. las conozca y, si lo cree necesario, profundice la información.

Pensamos que es un imperativo ético dar a conocer aquellas medidas que pueden ayudar al ser humano a vivir más humanamente.

Cuanto más en profundidad conozca un tema, mejor distinguirá los mitos de las realidades y más libertad tendrá para decidir la parte del futuro que está en sus manos controlar.

Lea, reflexione y actúe en consecuencia.

MENOPAUSIA:
EL COMIENZO DE UNA ETAPA FECUNDA

CAPITULO I. UN POCO DE HISTORIA.

EVOLUCION HISTORICA DE LA EXPECTATIVA DE VIDA DE LA MUJER Y DE LA EDAD DE LA MENOPAUSIA.

En el pasado, las mujeres como todos los seres humanos, si alcanzaban la edad reproductiva, eran diezmadas por la inanición, las epidemias y las muertes violentas, consecuencias de la dura lucha por la vida, enfrentadas a las inclemencias naturales y a la hostilidad de sus semejantes. Para ellas se agregaban las amenazas de las complicaciones del embarazo y el parto: las infecciones, las hemorragias, las roturas uterinas. Esta situación no tenía excepciones, cualquiera fuese el nivel socio-económico al que pertenecieran.

En el transcurso de los siglos, los avances en las condiciones de vida, así como los progresos de la medicina fueron aumentando la duración de la vida, primero lentamente, luego a ritmo acelerado.

Según las investigaciones históricas, entre el año 10.000 A.C. y el 1.600 D.C. la expectativa de vida de la mujer se incrementó sólo cuatro años: de 26 a 32! Hacia 1900, la misma era de 50 años, mientras que en el momento actual alcanza casi a los 80.

Entre otras razones, este hecho puede explicarse por conquistas tales como:

1. la atención profesionalizada del embarazo y del parto

2. el cuidado de los recién nacidos y su alimentación con leches maternizadas;

3. el conocimiento de la causa microbiana de las enfermedades infecciosas (Pasteur. Koch;

4. la posibilidad de combatir la propagación de estos agentes mediante la antisepsia (Lister, Sammelweiss); la asepsia (von Bergman); los antibióticos (Fleming); las vacunas (Pasteur, Roux);

5. la aparición y perfeccionamiento de la anestesia (Morton), que hizo posible, conjuntamente con la introducción de las transfusiones de sangre (Landsteiner), el gran adelanto de la cirugía;

6. los nuevos recursos diagnósticos (Rayos X, Roentgen, ultrasonografía, Donald);

7. el mejoramiento de las condiciones higiénicas de vida y de trabajo, consecuencia indirecta de algunos de los conocimientos científicos antes mencionados, así como a los avances en el respeto de los derechos humanos, en justicia y legislación social.

Otra comprobación histórica es que la edad de la menopausia no ha variado y es hoy día, como hace siglos, de 50 años.

Por consiguiente, hasta fecha no lejana, la mayoría de las mujeres morían antes de culminar la etapa reproductiva, en forma similar a lo que se observa en casi todas las hembras de la escala zoológica (a excepción del delfín y de algunos monos antropoides).

No resulta extraño que la menopausia y la fase pos reproductiva fueran hechos relativamente infrecuentes, aunque en los escritos hipocráticos existen referencias al síndrome climatérico y la historia y la literatura refieren casos de mujeres pertenecientes a este grupo.

JERARQUIA DE LA MATERNIDAD, MENOSPRECIO DE LA MENOPAUSIA.

En el contexto de una concepción machista del mundo, perdurable a través de milenios, la razón, único medio de alcanzar la verdad, era privativa de los hombres, lo que reducía a las mujeres a una condición de inferioridad, incapaces de ejercer sino funciones subordinadas, inhábiles para el desempeño de tareas políticas (por ejemplo el voto o el desempeño de un cargo representativo) o funciones directivas y puesta en tela de juicio incluso su capacidad de una conducta ética.

La principal función de la mujer se reducía a la de engendrar, amamantar y cuidar a los hijos, asegurando la perpetuación de la especie. Por eso la estéril y la menopaúsica, incapaces de cumplirla, fueron objeto de menosprecio o conmiseración. Se sumaba en el último caso la decadencia física -propia del envejecimiento- así como la pobreza en que podían caer debido a la eventual falta de protección masculina y a la imposibilidad de acceder a trabajos lucrativos.

Una prueba del valor que la civilización judeo-cristiana asignó a la maternidad, está dada por los casos relatados, tanto en el Antiguo como en el Nuevo Testamento, en que se ve a mujeres mayores, probablemente menopaúsicas, que concibieron hijos a consecuencia del favor divino como recompensa de su virtud y su fe.

Tal cosa ocurrió con Eva, que dio a luz a su último hijo Set a edad avanzada, ya mucho después de su expulsión del Edén, lo que mitigó en parte -según San Pablo- su transgresión previa. Sara, la esposa de Abraham, engendró tardíamente a Isaac; lo mismo que Isabel, la madre de Juan el Bautista y que Ana, la viuda y profetisa que vivió en el templo de Jerusalén.

En estos mismos textos, la mujer declinante sirvió como ejemplo para que las más jóvenes advirtieran el carácter efímero y transitorio de la belleza corporal. Esta sólo adquiría valor si iba unida a la rectitud y a la razón, como en las mujeres virtuosas de la Biblia: Judith, Esther o Ruth. Otras, en cambio, como Dalila o la esposa de Putifar, eran emblemáticas de las pasiones, en particular de los deseos sexuales desenfrenados.

LA MUJER CLIMATERICA: BRUJA, CURANDERA, COMADRONA.

Por largo tiempo, a través de la Historia, así como actualmente en las sociedades primitivas, las mujeres climatéricas tuvieron su lugar como pitonisas, hechiceras y brujas, temidas, marginadas y muchas veces condenadas por sus semejantes. Diferente fue el caso de los hombres ancianos, respetados como patriarcas y conductores de su grupo humano.

No obstante, las mujeres mayores fueron frecuentemente requeridas para tareas vinculadas con la medicina, en especial en asuntos de contracepción, abortos y partos.

Ocurre que, desde tiempos inmemorables, estas mujeres, marginadas de la sexualidad y la reproducción por circunstancias biológicas y culturales, se convirtieron en expertas en ayudar a sus congéneres más jóvenes en esos trances.

Primero, en medio de la nebulosa de la ignorancia y la superstición, luego provistas del arsenal de la experiencia y finalmente afianzadas por conocimientos transmitidos por tradición oral, la hechicera -a menudo rechazada- pasa a curandera -siempre requerida-, para llegar a convertirse en partera -personaje de singular prestigio.

La denominación en francés de ésta última (sage-femme, mujer sabia) señala claramente la importancia y estima que llegaron a adquirir. Estas comadronas (palabra que deriva del latín "cum-matre", con la madre) gozaron de enorme prestigio en la Europa de los Siglos XVI y XVII, como fue el caso de Mme. Lachapelle o Louise Bourgeois en Paris. Sus retratos nos las muestran casi siempre como mujeres en edad madura o provecta.

LA MUJER CLIMATERICA Y EL MERCADO LABORAL.

En las etapas de cazadores y recolectores, las mujeres climatéricas estaban reducidas al ámbito doméstico, para alimentar, transportar y curar a los hijos de las más jóvenes, ligadas a los mandatos biológicos del embarazo, el parto y la lactancia. Cuando los grupos humanos se asientan y comienza a practicarse la agricultura y la cría de animales, esas mujeres también ayudan en las tareas rurales o se encargan de elaborar los subproductos: preparación de alimentos, hilado, tejido. En una u otra circunstancia resulta fundamental para el grupo, en términos de probabilidad de supervivencia, contar con esta "reserva calificada", libre de las obligaciones más inmediatas y también protegida de los riesgos mortales que acarreaba la maternidad, poseedora de experiencia que le permite resolver situaciones difíciles.

Más tarde las poblaciones se concentraron en ciudades, las tareas se especializaron por grupos o corporaciones. La mujer climatérica no tenía acceso al mercado laboral, por lo que era presa frecuente de la pobreza, la enfermedad (recuérdense las epidemias que asolaron Europa) y el hambre (que diezmaba las poblaciones, sobre todo antes del advenimiento de la papa, traída del Nuevo Mundo). En algunos casos podían desempeñarse como "amas de llaves", sirvientas o prostitutas. Con el advenimiento del maquinismo, fueron admitidas como obreros en las fábricas, aunque en pésimas condiciones de retribución, ya que los patronos explotaban la situación de necesidad y la minusvalía de la mano de obra femenina.

LA MUJER CLIMATERICA: AGENTE DE CULTURA.

Ya Platón contó entre sus discípulos a varias mujeres.

En la Alta Edad Media resplandecieron las exquisitas escritoras japonesas.

Algunas mujeres brillaron entonces como propulsoras de la música y el canto en las cortes occidentales.

En el tumulto cultural del Renacimiento, sólo surgen algunos pocos nombres femeninos, como el de la humanista Isotta Nogarola (1418-1466), o de las destacadas pintoras Sofonisba Anguissola o Lavinia Fontana. Por qué no citar a la insuperable Sor Juana Inés de la Cruz?

Cuando se inició la Ilustración muchas mujeres posmenopáusicas jugaron un papel importante como promotoras de "salones", donde, paralelamente a la galantería, se cultivaban las ciencias y las artes.

Algunas, como Madame de Stael, llegaron a ser fecundas escritoras, aunque la publicación no fuera el estímulo que las llevara a cultivar la literatura, sino el simple propósito de comunicación interpersonal (el epistolario), casi siempre con hombres, a modo de compensación de otras formas de relación a las que la edad o la cultura no les permitían acceder. En otros casos, cultivaron la poesía o la novela. Más adelante, surgieron nombres como los de George Sand (1804-1876), la condesa de Pardo-Bazán (1851-1921), Rosalía De Castro, Jane Austen (1776-1817), George Eliot, Emily Dickinson, Emily y Charlotte Bronte, etc.

En la pintura surgen los nombres de Madame Villé-LeBrun, María Dias, Marie Laurencin.

SANTA TERESA DE AVILA O LA MENOPAUSIA FECUNDA.

Desde las sombras del claustro se alza la voz potente e inspirada, así como la acción incansable de evangelización de ese portento y ejemplo de menopausia fecunda que fue Santa Teresa de Ávila (1515-1582), doctora de la Iglesia. Es el típico caso de una mujer que encauzó con particular eficacia sus energías y vitalidad a través de toda su vida, pero especialmente después de los 45 años.

LA MUJER CLIMATERICA COMO ESTADISTA.

Cabe destacar a Leonor de Aquitania (1122-1204), la gran terrateniente y reina del Siglo XII. Poseyó y administró tierras equivalentes a un tercio de la actual Francia, fundó su propia corte, fue a las cruzadas, esposa de dos reyes (Luis VII y Enrique II de

Inglaterra) y madre de otros dos, gobernó como regente real e incluso se rebeló contra su esposo, por lo cual estuvo quince años en cautiverio. Fue propiciadora de las artes, en particular la música, cuando dirigió los destinos de Aquitania a la muerte de su padre Guillermo.

Otro ejemplo de mujer menopáusica dedicada a la política es la Reina Isabel Tudor, I de Inglaterra (1533-1603), que gobernó entre 1558 y 1603, quien puso en tela de juicio la función tradicional de la mujer, nunca se casó y continuó rigiendo los destinos de su país –al que convirtió al anglicanismo- hasta avanzada edad.

También merece un comentario la Zarina Catalina la Grande (1729-1796), de tormentosa vida afectiva, quien dirigió con mano dura los destinos de Rusia y que a través de su amistad con Voltaire, Diderot y las figuras más sobresalientes de la cultura de su tiempo, introdujo las ideas de la Ilustración en su vasto imperio.

En el Siglo XIX emerge la figura de la Reina Victoria (1819-1901), que marcó con su nombre toda una época (1837-1901), no sólo de Inglaterra, sino del mundo.

LA MUJER CLIMATERICA EN LA CIENCIA.

A comienzos del segundo milenio, figura Trotula, quizás la primera de las varias mujeres que aprendieron y ejercieron la medicina en la famosa escuela de Salerno, autora de un tratado de ginecología.

Se destaca la curiosa e imponente figura de Hildegarda de Bingen (1098-1179), religiosa, teóloga y mística, compositora de notables obras musicales y médica.

Como tal postuló que todo en el universo forma una unidad y que para la curación de las enfermedades debe recurrirse a los más diversos medios que sobre ellas puedan influir, en particular a hierbas y alimentos .

En el terreno de la ciencia, debemos andar más tiempo para ver brillar a Marie Curie (1867-1934), descubridora del radio y ganadora del Premio Nobel, que se mantuvo intelectualmente activa hasta los 67 años.

LA MUJER CLIMATERICA, HOY.

Ya en nuestros días, en la medida en que las mujeres acceden a casi todas las posiciones hasta hace poco reservadas a los hombres, se multiplican los ejemplos de mujeres maduras responsables de la conducción de Estados (Golda Meir, Indira Gandhi o Margaret Thatcher), líderes en el campo de la acción social (la madre Teresa de Calcuta); artistas teatrales, cinematográficas, artistas plásticas, científicas, escritoras, etc. Quizás esto sea el inicio de un fenómeno de masiva participación de la mujer menopáusica en la vida del mundo. Recordemos, por otra parte, que estos son solamente los casos más notorios, pero que el hecho se reproduce y multiplica al infinito en la vida cotidiana.

EVOLUCION DEL PENSAMIENTO MEDICO RESPECTO A LA MENOPAUSIA.

Un último aspecto a considerar con criterio histórico es el de la actitud de los médicos con referencia al tema de la menopausia. Pese a que existieron publicaciones previas al respecto, la notable monografía de Gregorio Marañón, de 1919, titulada "La edad crítica", marca un hito. En esa obra el genial médico español estudia en profundidad, desde múltiples ángulos, el problema del climaterio, tanto del hombre como de la mujer. Esta publicación ejerció un doble efecto: sobre la opinión médica, destacando la importancia de estudiar y tratar científicamente muchos trastornos climatéricos, hasta entonces incluidos dentro del rubro de la "histeria", y a nivel de la mentalidad popular, señalando que este período de cambios no debe ser considerado con desprecio e ignorado, sino que debe abordarse comprensivamente.

A medida que la ciencia ahonda en el conocimiento de la secreción de hormonas por parte del ovario, se llega a comprender que el síndrome climatérico obedece, en gran parte, a la falta de dichas sustancias.

Una vez que se obtiene el aislamiento químico de los estrógenos (Allen y Doisy, 1923) y de la progesterona (Butenandt, 1934), fue posible, en 1942, la obtención de los estrógenos a partir de la orina de yeguas preñadas, así como el empleo clínico de estradiol y progesterona en "pellets" (Bishop, 1938).

A partir de ese momento, se inicia el empleo de la hormonoterapia de reemplazo (HTR), sucediéndose etapas de entusiasmo, especialmente luego de la publicación del libro de Wilson "Femenine for ever" en 1960 y de decaimiento, cuando se comprueba el incremento de los cánceres de endometrio en la década de los años '70.

Por último, luego de los artículos de Don Gambrell, se llega al concepto de la acción protectora de los gestágenos y de la necesidad del empleo combinado de estos con los estrógenos para evitar la mencionada complicación.

Otro aspecto importante es la administración de estrógenos a través de la piel, primero en forma de cremas y luego mediante un "parche" que, adherido a la piel, libera las hormonas hacia la sangre. Este último sistema fue ideado por el químico uruguayo Alejandro Zaffaroni a comienzos de la década de los '80.

Poco a poco, se ha ido avanzando en la definición de las indicaciones y contraindicaciones de la HTR y se la ha integrado a un conjunto de medidas higiénicas que aseguran el mejoramiento de la calidad de vida de la mujer, cuya existencia se ha prolongado casi treinta años después de la menopausia, según fue analizado al inicio del presente Capítulo.

CAPITULO II. ETAPAS EN LA VIDA BIOLOGICA DE LA MUJER.

La vida biológica de la mujer se divide en tres períodos: el pre reproductivo (del nacimiento a la primera menstruación o menarca), el reproductivo (de la primera a la última menstruación o menopausia) y el pos reproductivo (de la menopausia en adelante).

Desde antes del nacimiento existen en el ovario fetal varios millones de óvulos (7 millones a las 23 semanas de embarazo), los cuales se irán gastando en el curso de vida (1.500.000 en la recién nacida; 300.000 en la adolescencia). Este es el "capital ovular" de la mujer, que se va perdiendo a medida que transcurren los años; la mayoría sufre un proceso de atrofia o atresia y sólo algunas centenas se consumen en las ovulaciones, que a partir de la menarca, tienen lugar mensualmente (unos 500 óvulos se pierden por este concepto en el curso de toda la vida).

Durante la niñez, los ovarios no presentan actividad alguna. Luego, en la adolescencia, ésta aumenta progresivamente hasta que el conjunto del organismo femenino está, psicológica y físicamente, en condiciones para la reproducción.

Tiempo antes de la primera menstruación se observa un rápido crecimiento de las glándulas mamarias, la aparición de los otros caracteres corporales propios de la mujer adulta (caracteres sexuales secundarios), así como el completo desarrollo del aparato reproductivo o genital (caracteres sexuales primarios).

Estos cambios son la consecuencia del aumento en la producción de los estrógenos (una de las hormonas femeninas) por parte del ovario.

Cuando la adolescente comienza a menstruar, suele hacerlo primero irregularmente, hasta que, alcanzada la completa madurez, presenta ciclos regulares: ha entrado entonces en la segunda fase de la vida; está en condiciones de reproducirse. En uno de los ovarios se produce una ovulación mensual y luego de ésta, además de los estrógenos ya mencionados, se segrega progesterona (la otra hormona femenina).

Durante la fase reproductiva se suceden los ciclos, en los que alternan un período folicular estrogénico y otro luteínico con predominio de la progesterona, antes y después de cada ovulación, respectivamente. Esta secuencia sólo se interrumpe, en condiciones normales, por los embarazos y las lactancias. En el curso de la gestación la placenta produce grandes cantidades de estrógenos y progesterona, pero el efecto de ésta última supera al de los primeros, que son de escasa actividad biológica. Mientras se mantiene el amamantamiento, la actividad ovárica está frenada y la ovulación, así como las reglas no se producen: durante esa etapa no puede ocurrir un embarazo.

Es frecuente que en los años reproductivos, por efecto de factores tan diversos como el estrés, el ejercicio físico excesivo, las variaciones importantes en el peso corporal, la toma de medicamentos, trastornos en la función de otras glándulas de secreción interna (tiroides, por ejemplo), el ciclo ovárico se altere, con insuficiencia del cuerpo amarillo o falta de ovulación. En estos casos también ocurren anomalías menstruales: falta de menstruación (amenorrea), menstruaciones muy frecuentes (polimenorrea), espaciadas (oligomenorrea), abundantes (hipermenorrea) o prolongadas (dolicomenorrea).

En la época de la menopausia, las reglas cesan, paulatina o bruscamente, debido al virtual agotamiento de los óvulos del ovario(suelen haber menos de mil hacia los cincuenta años), con disminución y desaparición de las hormonas sexuales, lo que puede ocasionar el síndrome climatérico (ver más adelante).

Se entra entonces en la etapa pos reproductiva. Dado que la edad en que normalmente ocurre la menopausia espontánea ha permanecido incambiada a lo largo de la historia, en tanto que la expectativa de vida de la mujer se ha prolongado hasta los 80 años, el período pos reproductivo abarca actualmente unos 30 años, que representan cerca de la tercera parte de la existencia. Este hecho es nuevo, no ocurría hace un siglo, cuando la expectativa de vida de la mujer era de 50 años y en consecuencia pocas sobrevivían tiempo suficiente para experimentar las consecuencias de la carencia de las hormonas ováricas, sobre todo aquéllas que ocurren transcurridos varios años (enfermedad cardiovascular, osteoporosis, deterioro neurológico).

Actualmente estas complicaciones se observan con frecuencia y son causas de disminución de la calidad de vida, de invalidez o de muerte de numerosas mujeres en esta etapa de la vida. (Ver Capítulos X y XI).

Si se tiene en cuenta que existen millones de mujeres de más de 50 años, se comprende la trascendencia de las medidas sanitarias tendientes a evitar tales enfermedades y a mejorar la calidad de vida. Más apasionante resulta el asunto todavía, si consideramos que pueden lograrse efectos muy significativos, tanto para el individuo como para la sociedad, con recursos tan sencillos como pueden ser el cambio en el estilo de vida (ejercicio físico, dieta, actividad psico-emocional, supresión de agentes adversos) o la administración de hormonas ováricas (hormonoterapia de reemplazo: HTR). (Ver Capitulo XII).

Más aún, cuando a lo anterior se suma una vigilancia más atenta de la salud, que hace posible la prevención o el diagnóstico precoz de otras enfermedades, frecuentes a esta edad (por ejemplo cáncer mamario, cánceres ginecológicos, cáncer de colon, cáncer de pulmón, glaucoma), que, si se detectan tardíamente, pueden resultar invalidantes o mortales, o requerir tratamientos mutilantes, con significativas consecuencias sobre la imagen corporal, la autoestima y la vida de relación.

Como se verá más adelante, la situación es aún más importante en los no infrecuentes casos de menopausia prematura (antes de los 40 años), espontáneas o inducidas por fármacos, radiaciones o cirugía. En estos casos el período sin hormonas es mucho más prolongado y todas las medidas preventivas resultan más significativas, ya que, las posibles complicaciones surgirán más precozmente y tendrán tiempo para alcanzar mayor gravedad.

CAPITULO III. EL CICLO MENSTRUAL NORMAL.

OVARIO Y UTERO.

A partir del momento que se inicia la menstruación, que es la descamación o desprendimiento del revestimiento interno del útero (endometrio), en uno de los ovarios empieza a crecer una estructura, llamada folículo. Este es un pequeño globo, formado por una pared (donde se producen las hormonas) a la que está adherida el óvulo (gameto femenino) y con una cavidad central (antro) que contiene líquido.

A medida que el folículo va aumentando de volumen hasta alcanzar un diámetro máximo de 2 cm, segrega cantidades progresivamente crecientes de estrógenos que pasan a la sangre. Llevados por ésta a todo el cuerpo, estas hormonas actúan sobre los más diversos órganos, pero en especial sobre aquellos que son capaces de responder a su estímulo por tener receptores, o sea "cerraduras" donde cada "llave" hormonal pone en marcha un "motorcito" y determina ciertos efectos.

Entre los órganos así llamados efectores, se destacan los que están vinculados con la reproducción: la glándula mamaria y el aparato genital. A nivel de este último, el endometrio responde a la acción de los estrógenos, aumentando su espesor. Pero también el cuello del útero, que produce moco, reacciona con un incremento en la cantidad de esa sustancia, que además se vuelve cada vez más pegajosa, como si fuera clara de huevo, lo que lleva a que la mujer perciba humedad o lubricación creciente a nivel de la vagina y de la vulva. Esto es el fundamento del llamado "método de la ovulación de Billings", utilizado para el control natural de la fertilidad.

La sincronización es perfecta, ya que, pocas horas antes de la ovulación, cuando la concentración de estrógenos en la sangre alcanza el máximo, el cuello se entreabre y produce abundante moco, lo que favorece el ascenso de los espermatozoides si ha habido una relación sexual y el encuentro de estos con el óvulo cuando este es liberado (ovulación).

Unos catorce días después del inicio de la menstruación ocurre la ovulación: el folículo explota, libera el líquido que contiene y conjuntamente con éste al óvulo, que es captado por una de las trompas de Falopio. El encuentro del óvulo y el espermatozoide y la fecundación, ocurren a nivel de la trompa y el huevo así formado es transportado hacia el útero.

Inmediatamente después de la ovulación, el folículo, desprovisto ya de su contenido, se convierte en otra estructura, que, en virtud de su color, se denomina cuerpo amarillo o cuerpo lúteo (lúteo significa amarillo en latín).

Esta formación produce, además de estrógenos, progesterona. El nombre de esta segunda hormona indica cuál es su función: preparar el organismo para la gestación (pro gestación, progesterona). El endometrio, que es el sitio en el que anida o se implanta el huevo (en caso de que haya ocurrido la fecundación), responde a la progesterona con secreción de sustancias, que facilitarán la nutrición del embrión en sus primeras fases.

Si el embarazo no se produce porque no ha habido fecundación, después de doce a catorce días, el cuerpo amarillo empieza a reducirse y disminuye la secreción de hormonas.

Cuando esto sucede, el endometrio, al carecer del estímulo que mantenía su desarrollo, comienza a desprenderse, a consecuencia de lo cual algunos vasos sanguíneos quedan abiertos y sangran (como si se tratara de una herida): es la nueva menstruación.

Si ha ocurrido la fecundación en la trompa de Falopio, el huevo es conducido hacia el útero, a donde llega tres o cuatro días después, y allí la "semilla" encuentra una "tierra fértil", el endometrio, preparado para fijarse, anidar y continuar desarrollándose.

El propio embrión, por intermedio de la producción de otra hormona, la gonadotrofina coriónica, (HCG, que es la que se investiga en sangre u orina en las pruebas diagnósticas de embarazo que se utilizan corrientemente), estimula al cuerpo amarillo, evitando su atrofia, y lo convierte en el cuerpo amarillo de embarazo. Este sigue produciendo estrógenos y progesterona, razón por la cual durante la gravidez, la menstruación no ocurre.

Este conjunto extraordinario de hechos interrelacionados que tienen lugar en el aparato reproductor de la mujer en cada ciclo y que se ponen de manifiesto por la aparición de un sangrado menstrual mensual o de un embarazo, es la consecuencia del efecto de otras hormonas, producidas en la hipófisis y cuya secreción es regulada por las propias hormonas ováricas.

HIPOTALAMO E HIPOFISIS.

La hipófisis es una pequeña glándula, situada en una excavación que se halla en los huesos de la base del cráneo, llamada "silla turca". La hipófisis está unida, como una frutilla por su tallo, a través de un fino pedúnculo, al cerebro, específicamente a una parte de éste, denominada hipotálamo.

El hipotálamo y las estructuras neurales relacionadas son el centro de la vida vegetativa e instintiva, vale decir, desde donde se regulan y coordinan el apetito, la sed, el balance de agua y sales, la conducta sexual, la temperatura corporal, las manifestaciones corporales de las emociones, la producción de leche en la glándula mamaria, el estado de ánimo, la atención, la memoria y hasta el sueño. Como puede apreciarse, por sus conexiones con el resto del sistema nervioso por un lado y con la hipófisis por otro, el hipotálamo es la encrucijada donde se orquestan las conductas del individuo que permiten su supervivencia y también la reproducción, o sea el mantenimiento de la especie.

Todas estas funciones las cumple el hipotálamo porque las células que lo forman, que se agrupan en diferentes núcleos y que son células nerviosas o neuronas similares a las del resto del sistema nervioso, son capaces de segregar sustancias. Estas se denominan neuro trasmisores y neurohormonas, (sustancias producidas por el sistema nervioso que transmiten mensajes y producen efectos) y actúan sobre otras células (nerviosas o no).

Algunas de estas neurohormonas pasan a través del tallo de la hipófisis y regulan a este nivel la producción de otras hormonas, que a su vez comandan el funcionamiento de la tiroides, las suprarrenales, el crecimiento del esqueleto, la secreción de leche, las contracciones del útero y la actividad de los ovarios. Estas últimas, llamadas gonadotrofinas, son las que más nos interesan para la comprensión del ciclo menstrual.

Una de ellas es la hormona folículo estimulante (FSH) que, como su nombre lo indica, estimula el crecimiento del folículo y por consiguiente predomina en la primera mitad del ciclo menstrual. La otra es la hormona luteinizante (LH), que es la que provoca la rotura del folículo u ovulación, mantiene la actividad del cuerpo amarillo o lúteo -de donde su denominación- y que presenta un pico en la mitad del ciclo y niveles mantenidos durante la segunda mitad.

EFECTOS DE LAS HORMONAS OVARICAS SOBRE EL HIPOTALAMO Y LA HIPOFISIS.

Dijimos que las hormonas ováricas influyen sobre el hipotálamo y la hipófisis. Esto explica por un lado, por qué se modifica la conducta de la mujer cuando comienzan a segregarse hormonas ováricas y, paralelamente a su desarrollo corporal, manifiesta atracción por el sexo opuesto y deseo sexual; por qué desarrolla lo que se ha dado en llamar el instinto maternal, o sea la tendencia a cuidar y proteger a los hijos.

Este efecto de las hormonas ováricas sobre el hipotálamo también justifica las variaciones de la temperatura corporal durante el ciclo menstrual (que se eleva después de la ovulación por acción de la progesterona, lo que se utiliza en la práctica para el diagnóstico de ovulación y embarazo).

Igualmente, a través de este mecanismo se entienden las variaciones en el peso corporal, la conducta y el sueño que se observan a lo largo del ciclo menstrual y cuya exageración determina el conjunto de molestias que se presentan en un alto porcentaje de mujeres antes de la menstruación, conocidas como síndrome de tensión premenstrual (STPM).

Pero -y fundamentalmente- dan razón de las variaciones en la concentración de las hormonas hipofisarias FSH y LH (llamadas genéricamente gonadotrofinas) a lo largo del ciclo y luego de la menopausia, momento en que aumentan notablemente, al disminuir las hormonas ováricas, que actúan como freno de la producción de las gonadotrofinas.

El ovario se comporta, en consecuencia, como "director de orquesta" o "reloj pélvico" que gobierna a distancia el funcionamiento de gran número de órganos del cuerpo y -lo que es más interesante- de su propio ciclo ovulatorio.

Y esto se cumple por mediación del hipotálamo y de su pequeño apéndice, la hipófisis.

En suma, a lo largo de la etapa reproductiva, el ciclo ovárico consiste en la sucesión de dos fases: la primera -desde la menstruación a la ovulación en que predominan los estrógenos (fase folicular) y la segunda -desde la ovulación hasta la siguiente menstruación- en la que, si bien hay estrógenos, predomina la acción de la progesterona (fase lútea o de cuerpo amarillo). Si no ha ocurrido embarazo, al fin de cada ciclo, a consecuencia de la disminución de dichas hormonas, el endometrio, que había sido cuidadosamente preparado para la nidación, se descama y esta descamación se evidencia como un sangrado que es la menstruación, con la que se inicia un nuevo ciclo, en pos de una nueva eventual fecundación. Todo el organismo de la mujer, y no sólo su aparato reproductor, es sensible al efecto de esas variaciones hormonales. Luego de la menopausia, las hormonas ováricas disminuyen, mientras que, liberadas de su freno, ascienden los niveles de gonadotrofinas hipofisarias (FSH y LH).

CAPITULO IV. ¿QUE ES LA MENOPAUSIA?

MENOPAUSIA ESPONTANEA.

La menopausia es el cese de la menstruación, la última menstruación. Es un fenómeno fácil de enunciar pero difícil de identificar en la práctica, dado que, en la mayoría de los casos, los sangrados no finalizan bruscamente, sino que se van modificando en frecuencia, duración y abundancia a lo largo de meses o años hasta que desaparecen definitivamente. Se considera que la menopausia ha sucedido cuando las menstruaciones faltan a lo largo de un año.

La menopausia se ubica, como un "mojón", en medio de un largo período, de límites poco definidos, que se denomina climaterio. El mismo, que es el "camino" que lleva de la etapa reproductiva a la pos reproductiva, se extiende desde los 35 o 40 a los 55 o 60 años y se puede dividir esquemáticamente en una fase pre menopáusica, un lapso peri menopáusico (en torno, cerca de la menopausia) y una etapa posmenopáusica.

Lo que interesa en la práctica es que en la etapa pre menopáusica pueden ir apareciendo síntomas que anuncian o presagian la proximidad de la finalización de la menstruación (irregularidades menstruales, sofocos, sudoración nocturna, etc.).

¿CUAL ES LA CAUSA DE LA MENOPAUSIA ESPONTANEA?

La menopausia espontánea es la consecuencia del agotamiento del "capital folicular" de los ovarios. Como explicamos en el Capítulo I, el número de óvulos y folículos que contienen los ovarios es máximo algún tiempo después de la concepción del feto de sexo femenino. O sea que desde antes de nacer, en los ovarios están presentes todos los óvulos de que dispondrá a lo largo de toda la vida (capital folicular), no se forman nuevos óvulos más tarde. Esto es distinto de lo que sucede en el varón, cuyos espermatozoides se siguen produciendo a lo largo de casi toda la existencia.

Ya durante la vida intrauterina y en la etapa previa a la adolescencia algunos óvulos degeneran y desaparecen: es la atresia, que continúa ocurriendo más adelante también. Durante la fase reproductiva (desde la primera menstruación hasta la última) a los anteriores se suman los óvulos que se "gastan" en cada ovulación mensual (unos 500 en el curso de toda la vida).

Estos dos hechos, la atresia y la ovulación, explican que progresivamente se vayan consumiendo las reservas de óvulos, se consuma progresivamente el capital folicular. Es así que al llegar promedialmente, en condiciones normales, a los 50 años, los ovarios contienen muy pocos óvulos (menos de mil).

Como la secreción de estrógenos y progesterona depende, según vimos antes, de la actividad de las paredes que rodean a los óvulos y que constituyen el folículo, al agotarse los óvulos también dejan de producirse las hormonas ováricas. Ya que de ellas dependen el crecimiento y descamación mensual del endometrio, que se manifiesta por la menstruación, ésta deja de ocurrir: es la menopausia. Puesto que las hormonas ováricas ejercen efectos sobre todo el organismo de la mujer, su falta ocasiona una serie de cambios o modificaciones y de síntomas, que en su conjunto constituyen el síndrome climatérico (síndrome significa conjunto de síntomas y signos) o climaterio, sea este pre, peri o post menopaúsico.

EDAD DE LA MENOPAUSIA.

La edad de la menopausia espontánea está determinada fundamentalmente por factores genéticos (información contenida en los cromosomas, transmitidos de padres a hijos), de ahí que es importante, si deseamos prever con aproximación en qué momento ocurrirá la menopausia en un caso dado, averiguar la edad en que abuelas, madre o hermanas la presentaron, aunque esto no es una regla absoluta.

Se sabe con certeza que ni la edad de la primera menstruación, ni el número de embarazos o partos, ni la toma de anticonceptivos orales, influyen sobre la edad de la menopausia. Algunos estudios señalan que el hábito de fumar adelanta algo la época en que ocurre la última menstruación.

MENOPAUSIA PREMATURA.

En algunos casos, la menopausia sucede antes de lo habitual. Si ocurre con anterioridad a los 40 años, se denomina menopausia prematura o precoz o, según la más reciente y adecuada terminología, falla ovárica prematura. Si se considera una población de mujeres de 30 años o menos, la misma ocurre en el 1% de los casos; si se toma un grupo de 40 años o más, se observa en el 10%. No se trata, por consiguiente, de una situación demasiado rara. La misma puede obedecer a influencias genéticas: la más común es el síndrome del X frágil, que consiste en una alteración de este cromosoma sexual que determina falla ovárica prematura en las mujeres portadoras y retardo mental en los varones. También puede ser debida a intervenciones quirúrgicas sobre los ovarios, de ahí que se deba ser siempre cuidadoso cuando se practican operaciones, para no sacar más que la cantidad necesaria y mínima de tejido ovárico. Otras causas son las infecciones (paperas, por ejemplo), las enfermedades auto inmunitarias (presencia de anticuerpos contra los propios tejidos del organismo, que se acompañan de otras enfermedades también auto inmunitarias: vitíligo, anemia perniciosa, miastenia gravis, tiroiditis, diabetes, etc.), las radiaciones, las drogas (en especial las que se emplean en la quimioterapia del cáncer), que han reducido el capital folicular. Con respecto a estas dos últimas causas, debe tenerse en consideración que son hoy en día cada vez más frecuentes los casos afortunados de mujeres que sobreviven luego de un tratamiento por un tumor maligno y que por consiguiente pueden tener una menopausia prematura.

Esta debe ser tenida muy en cuenta, ya que las consecuencias de la falta de hormonas (arteriosclerosis, osteoporosis, atrofia vaginal, trastornos urinarios) pueden presentarse a edades menores de lo habitual.

Si bien en la mayoría de los casos la falla ovárica es definitiva, en raras ocasiones las menstruaciones y la capacidad de concebir un hijo retornan luego de transcurrido cierto tiempo. No se han observado mayor porcentaje de malformaciones congénitas en los hijos de estas mujeres.

Como se verá en el Capítulo de Reproducción luego de la Menopausia(ver Cap.), existen en la actualidad recursos para que, aún en ausencia de ovarios funcionantes, se puedan producir embarazos, gracias al procedimiento de la donación de ovocitos. Pero, algo que debe ser tenido en consideración para no ser demasiado pesimistas luego del diagnóstico de menopausia prematura, es que en el 10% de los casos pueden suceder embarazos espontáneamente, en especial entre mujeres que están recibiendo HTR.

MENOPAUSIA ARTIFICIAL.

Muchas mujeres, a consecuencia de enfermedades del aparato reproductor o en otros sectores del organismo, reciben tratamientos que anulan la función ovárica, ya sea porque se le extirpan los ovarios o porque reciben radiaciones o drogas anticancerosas: es la menopausia artificial.

En estas circunstancias, la desaparición de las hormonas femeninas es brusca y absoluta y suele ocurrir en edades muy anteriores a las de la menopausia espontánea. El cuadro clínico es mucho más importante (síndrome climatérico más intenso) y las consecuencias a largo plazo, que estudiaremos más adelante, se observan con más precocidad. Por esas razones está justificada en estos casos, salvo que existan contraindicaciones, la administración de hormonas lo antes posible. Se agrega a lo anterior que en estas circunstancias, aparte de verse privadas de las hormonas femeninas, estas mujeres lo son también de las masculinas (andrógenos), que continúan siendo segregadas largo tiempo después de la menopausia espontánea. A consecuencia de su déficit, se puede observar un cuadro clínico, caracterizado por disminución de la libido, pérdida de peso, reducción de la masa muscular y de la fuerza física, afinamiento de la piel y pérdida del vello sexual. A esta situación, que también puede observarse tardíamente luego de la menopausia espontánea, se la denomina síndrome de carencia androgénica (o andropausia femenina). Puede resolverse con la administración de pequeñas dosis de hormonas masculinas.

Una situación especial es la de aquellas mujeres a las que se les extirpa el útero, conservando los ovarios; si bien no menstrúan más, mantienen la función ovárica (incluso presentan mensualmente muchos de los síntomas premenstruales) hasta la edad en que habitualmente ocurre la menopausia. Estas no requieren la administración de hormonas hasta entonces. Se ha visto, no obstante que la decadencia de la secreción de hormonas por los ovarios suele adelantarse en mujeres sin útero(Ver Capítulo XXXI).

Menopausia: el comienzo de una etapa fecunda.

En suma, en el curso de los años que preceden y siguen a la menopausia, ocurren una serie de cambios, que Ud. debe las modificaciones a nivel del aparato reproductor y urinario. Varios años después, comienzan a observarse las consecuencias de la falta de hormonas ováricas en el aparato cardiovascular y en el esqueleto. Algunos síntomas obedecen a la disminución de las hormonas masculinas (andrógenos); dentro de estos ocupa un lugar muy significativo la disminución del deseo sexual; pueden utilizarse pequeñas dosis de estas hormonas para resolver este trastorno. A lo largo de los capítulos siguientes analizaremos por separado estos síntomas y plantearemos los tratamientos posibles.

CAPITULO V. ALTERACIONES MENSTRUALES EN LA PREMENOPAUSIA.

En el período pre menopaúsico las manifestaciones más precoces son las alteraciones de la menstruación. Algunos años antes de la menopausia el cuerpo amarillo comienza a producir menos progesterona (ya sea en la cantidad o en el número de días durante las que la segrega): es la insuficiencia del cuerpo amarillo o fase lútea insuficiente.

Más tarde, la ovulación deja de ocurrir (anovulación), aun cuando los folículos continúan desarrollándose y produciendo estrógenos. Las menstruaciones se presentan irregularmente, ya sea con mayor frecuencia (cada 15 o 20 días), o, por el contrario, cuando el folículo persiste más días de lo normal, con menor frecuencia (cada 35 o más días). En este último caso, el endometrio, estimulado únicamente por los estrógenos, crece en exceso y su espesor alcanza el doble o triple de lo normal: es la llamada hiperplasia endometrial. Es lógico que cuando esta capa descama o se desprende, el sangrado es muy abundante y duradero. Estas mujeres, que han tenido un atraso menstrual más o menos prolongado, seguido por una hemorragia fuera de lo común, frecuentemente la interpretan como un embarazo seguido de un aborto espontáneo. Además, estos sangrados profusos y frecuentes pueden determinar anemia, por pérdida excesiva de sangre, con el consiguiente cuadro de palidez, decaimiento, debilidad, dolores de cabeza, palpitaciones e incluso desmayos.

¿COMO ESTUDIAR LAS ALTERACIONES MENSTRUALES?

Previamente deben descartarse otras enfermedades mediante el examen clínico, la citología (Test de Papanicolaou), la colposcopía (observación del cuello uterino con un instrumento que tiene luz y lentes de aumento) y la ecografía (examen que permite observar los órganos internos en una pantalla, sirviéndose de los ultrasonidos). La ecografía suele hacerse por vía vaginal (ecografía transvaginal), lo que permite la observación más directa de los ovarios y del útero. De esta forma puede apreciarse si hay alguna alteración en la parte muscular de la pared uterina (miomas por ejemplo, un tipo muy frecuente de tumores benignos que pueden originar sangrados abundantes), que contribuya a producir estos trastornos. En su defecto, las alteraciones hormonales climatéricas o funcionales serán la causa más probable del problema.

Es importante en estos casos completar el estudio, si el ginecólogo cree que la ocasión lo exige, con una toma de material endometrial. Esa biopsia se puede obtener por legrado (ver después), y también por medio de cánulas finas, que permiten practicar esta toma en la consulta, sin necesidad de anestesia.

También es posible –previa distensión de la cavidad con gas o líquido introducir a través del cuello un instrumento provisto de lentes y conectado a una fuente de luz externa: histeroscopía. Este procedimiento permite observar, directamente o por medio de una pequeña cámara de video, si existe alguna anomalía en la superficie interna del útero (ver más abajo).

¿CÓMO TRATAR LAS ALTERACIONES MENSTRUALES DEL CLIMATERIO?

El tratamiento habitual de estos desórdenes menstruales consiste en la administración de progesterona o de sustancias similares a ésta, denominadas progestágenos o gestágenos, durante 14 días, en la segunda mitad de cada ciclo.

Con esto se compensa la disminución o ausencia de esta hormona, que en condiciones normales es producida durante ese lapso, después de la ovulación, por el cuerpo amarillo.

También se puede aportar un complemento de estrógenos y gestágenos, y no sólo de gestágenos, si hay determinadas condiciones que el ginecólogo valorará en función de las características de los sangrados o de los resultados de las exploraciones practicadas. Hay actualmente una serie de preparados con este propósito; incluso resultan útiles los tradicionales anticonceptivos hormonales por vía oral (píldoras anticonceptivas).

En algunos casos, el sangrado es tan intenso o tan rebelde al tratamiento hormonal, que se requiere efectuar un legrado para detenerlo. Este consiste en una pequeña intervención, que se realiza en la sala de operaciones bajo anestesia general. Se efectúa la dilatación del cuello uterino y se introduce a través de éste una pequeña cucharilla, llamada cureta, con la cual se raspa el interior de la cavidad uterina y de esta forma se extrae el endometrio sangrante. Mediante este recurso, también denominado curetaje o raspado, se logra cohibir la hemorragia y obtener endometrio para estudiarlo bajo el microscopio (biopsia o estudio anatomopatológico). De este modo se descartan definitivamente las lesiones del endometrio y resulta posible, de acuerdo con las modificaciones halladas en el estudio, hacer un tratamiento más adecuado.

En los últimos años se ha desarrollado una técnica llamada resección endoscópica del endometrio o endometrectomía, que consiste en la extirpación de todo el endometrio mediante un histeroscopio provisto de una rueda dentada o de un láser o por la aplicación de calor sobre la superficie interna del útero. De este modo, como no hay más capa descamante las menstruaciones desaparecen. No siempre se logra este propósito, dado que pueden quedar pequeños islotes de endometrio. A efectos de aumentar la eficacia del procedimiento suele administrarse durante un par de semanas antes, un preparado intramuscular, denominado GnRH agonista, que afina al máximo al endometrio, aumentando la probabilidad de que sea totalmente extirpado o destruido con cualquiera de los métodos anteriormente referidos.

En condiciones extremas, cuando ninguno de los tratamientos antes descritos permita regularizar el sangrado o si este ha tenido repercusiones sobre la salud de la mujer (por ejemplo anemia), está justificada la histerectomía, intervención quirúrgica consistente en la extirpación del útero (Ver Capítulo XXXI).

CAPITULO VI. LOS SOFOCOS.

A medida que se aproxima la menopausia es mayor el porcentaje de mujeres que presentan un síntoma muy característico, casi podría decirse definitorio del climaterio: los sofocos, tuforadas, acaloradas o bochornos. Hay aproximadamente una tercera parte de las mujeres que no los tendrán jamás, otra tercera los padecerán en forma muy leve y las restantes, los sufrirán con gran intensidad.

¿POR QUÉ SE PRODUCEN LOS SOFOCOS?

El mecanismo de su producción consiste en la alteración del funcionamiento del centro regulador de la temperatura corporal, ubicado en el hipotálamo. En condiciones normales este se comporta como un termostato: si la temperatura sube, se activa el mecanismo que pone en acción medios para perder calor: dilatación de los vasos sanguíneos de la piel (rubor, calor), estímulo de las glándulas sudoríparas (la transpiración, al evaporarse en la superficie del cuerpo, ocasiona enfriamiento). Cuando la temperatura desciende, el termostato se inactiva.

Si disminuyen los estrógenos, el funcionamiento del termostato se altera, de modo que su umbral disminuye; en otras palabras los mecanismos para perder calor se ponen en acción a temperaturas inferiores a las que lo estimulan habitualmente y por eso algunas climatéricas experimentan calores en condiciones en que otras personas perciben como agradables o incluso frescas.

¿QUE CARACTERISTICAS TIENEN LOS SOFOCOS?

Los sofocos consisten en una súbita sensación de calor, sobre todo en la parte superior del tórax, cuello y cabeza (aunque en casos excepcionales se pueden localizar en otras partes del cuerpo: brazos, abdomen, piernas), precedida en ocasiones por una sensación difícilmente definible de inquietud o malestar general. Se acompañan por rubor (color rojizo de la piel, de ahí el nombre de bochorno, porque es similar a cuando alguien se ruboriza por vergüenza) y transpiración abundante. Este conjunto de trastornos, que persiste dos o tres minutos, puede ir acompañado por una sensación de "cabeza llena", cefalea, zumbido de oídos o palpitaciones. Va seguido por friolencia e incluso escalofríos.

Su aparición puede ser espontánea, en cualquier momento, o estar determinada por una situación de tensión, una emoción o el calor ambiente.

La frecuencia con que ocurren los sofocos es variable, desde algunos pocos durante el día, hasta varios en el curso de una hora. Hay mujeres que, en etapa previa a la interrupción definitiva de las reglas, los experimentan en época premenstrual. Otras manifiestan períodos de mejoría seguidos de empeoramientos, sin que existan causas aparentes para explicar estas variaciones, que muy probablemente son debidas a fluctuaciones en los niveles de hormonas ováricas circulantes en la sangre.

Los sofocos se suceden durante el día, lo cual lleva a muchas mujeres a retraerse de la vida social, ya que tienen la sensación - por demás justificada de que padecen síntomas no disimulables ni evitables sin un tratamiento adecuado, que las "marcan" o "estigmatizan", ante los demás como menopáusicas.

Por otra parte se sienten desprolijas ya que el cabello se moja y se pega en la frente, los vestidos se manchas de sudor, el maquillaje se estropea... Más tarde analizaremos las connotaciones despectivas o inferiorizantes que implica esta situación, así como la palabra que la designa.

Los sofocos también afectan su rendimiento laboral, dado que distraen la atención, las obligan a buscar un lugar fresco o a abanicarse, les ocasionan molestias indisimulables. Esta situación es especialmente significativa en una época en que casi todas las mujeres trabajan y muchas ocupan a esta altura de su vida cargos de responsabilidad.

SOFOCOS Y CALIDAD DEL SUEÑO.

Los sofocos pueden acontecer durante la noche y ocasionar insomnio, despertares o sueño intranquilo. Muchas mujeres despiertan en medio de la noche empapadas en transpiración, lo que las obliga a destaparse, desabrigarse y, no pocas veces, a levantarse para una ducha y cambio de sus ropas. Si se suma a esto la sensación de frío que los sigue, puede explicarse la incomodidad que manifiestan nuestras pacientes y la situación de verdadera desesperación que puede llegar a crearles un síntoma que, por lo demás, es bastante inocente.

Mediante estudios electroencefalográficos se ha comprobado que el despertar precede al inicio del sofoco, lo cual indica que se trata de una reacción de todo el sistema nervioso frente a la falta de hormonas ováricas. También se ha visto que disminuye la duración de los períodos de sueño profundo y reparador (que se acompañan por movimientos rápidos de los globos oculares: rapid eye movements: etapas REM). Esta desestructuración del sueño altera el re almacenamiento que el cerebro hace durante el mismo de sustancias (neurotransmisores) esenciales para su buen funcionamiento durante la vigilia.

De ahí que no es raro que estas mujeres al otro día cansadas estén, abatidas, somnolientas, desatentas, con poca capacidad para desempeñar tareas que, en condiciones normales no demandan demasiado esfuerzo.

Los "calores", o acaloradas, que cuando no son tratados persisten varios años después de la menopausia, mejoran espectacularmente con la administración de hormonas ováricas y también con algunos medicamentos como la venlafaxina, el veralipride o la clonidina (Ver Capítulo XVIII).

SINDROME DE LAS PIERNAS INQUIETAS.

Otra razón que llega a perturbar el sueño es la sensación de inquietud o necesidad imperiosa de mover y cambiar de posición las piernas. Este síntoma, conocido como "síndrome de las piernas inquietas" (acatisia, restless legs syndrome), nada tiene que ver con la presencia o no de várices. Al igual que los sofocos, suelen desaparecer con la administración de hormonas ováricas.

SOFOCOS Y ENFERMEDAD DE ALZHEIMER.

Los sofocos, así como las alteraciones del sueño, son la manifestación de la "queja" del sistema nervioso central frente a la disminución de las hormonas ováricas. Es interesante destacar que las mujeres que carecen congénitamente de ovarios funcionantes (displasia gonadal) no presentan síntomas pese a no tener estrógenos; no obstante, sí experimentan sofocos cuando se administra el tratamiento hormonal de reemplazo durante cierto tiempo y luego se interrumpe.

En otras palabras, el cerebro detecta, más que los niveles bajos de hormonas, la disminución de los mismos. Cuando la caída es abrupta, como sucede luego de la extirpación de los ovarios, los sofocos son más intensos y frecuentes.

Lo interesante es que este síntoma, que no pone en peligro la vida, pero que puede afectar sobremanera la calidad de vida de las mujeres en el climaterio, evidencia que el cerebro es muy sensible a la acción de las hormonas ováricas, que las mismas influyen sobre la cantidad de sangre que circula a ese nivel, así como sobre la integridad, el número y el funcionamiento de las células nerviosas o neuronas. Como será analizado más adelante, una de las consecuencias a largo plazo de la carencia de estrógenos, es el deterioro del cerebro, en especial una forma de demencia senil, llamada enfermedad de Alzheimer. La misma ocurre con más frecuencia en mujeres, años después de la menopausia. Se sabe que la HTR aplaza el inicio de esta enfermedad o evita su aparición. Algunas publicaciones señalan que las mujeres que presentan sofocos intensos en el momento de la menopausia son las que tienen un cerebro más vulnerable a la falta de estrógenos, por lo que estarían en mayor riesgo de padecer esta forma de demencia senil. En consecuencia, los sofocos no son un síntoma tan trivial como parecen y su tratamiento con HTR no implicaría únicamente el alivio de síntomas pasajeros y más o menos molestos, sino que sería un medio muy eficaz de prevenir la aparición, en un futuro alejado, de una afección tan temible, tanto desde el punto de vista personal, como familiar y social.

CAPITULO VII. CAMBIOS DE CARACTER, SINTOMAS PSIQUICOS, TRASTORNOS COGNITIVOS.

Es bien conocido el cambio de carácter que a veces sufren las climatéricas.

EL CLIMATERIO, ETAPA ESTIGMATIZADA.

Habida cuenta del significado inferiorizante que culturalmente se le atribuye a esta etapa de la vida, frente a trastornos del carácter en una mujer climatérica, no es raro que se las catalogue con una frase, por demás agresiva: "estás menopáusica!". También en otras circunstancias se las apostrofa, con ánimo descalificador, de "histérica" (palabra que proviene del griego "histeros", útero). Con eso se quiere significar que no están en su sano juicio, ya que la razón (atributo culturalmente asociado con la masculinidad) está obnubilada por factores biológicos, animales, inferiores e incontrolables.

Estos son algunos indicadores del sesgo machista de nuestra cultura, que identifica algunos síntomas vinculados con el ciclo menstrual o la menopausia con rasgos de minusvalía o desprecio.

EL CLIMATERIO: ETAPA DE TRANSICION Y VULNERABILIDAD.

El climaterio es un ejemplo típico de una etapa –a veces prolongada- de transición, que en cierto modo puede compararse con la adolescencia.

Me atrevo a afirmar que este período es común a los dos sexos. Vivir significa optar, elegir implica limitar, renunciar. Necesariamente cada cual lleva en sí el fantasma (y la pena o nostalgia) del ideal no realizado. La opción se toma en libertad, con autonomía, pero con la relatividad que estas palabras tienen, dados los condicionamientos genéticos (capacidades innatas), educativos, socio culturales, económicos. Dilthey, el gran pensador alemán, decía que "la vida es una extraña mezcla de azar (la pura casualidad), destino (lo que nos está reservado, en gran parte porque lo llevamos inscripto en nuestros genes) y circunstancia (los factores que se dan en el medio en que se desarrolla la existencia)"; yo agregaría otro ingrediente, libertad (para hacer o dejar de hacer). En esa época la persona hace balances de su vida pasada, se arrepiente de lo que hizo y de lo que quedó en proyectos, experimenta frustración y fracaso. Expongo lo negativo porque los seres humanos somos más proclives a destacar lo pesimista: se aprecia "el medio vaso de agua, más bien como medio vacío que como medio lleno".

En esta edad se toma conciencia de la finitud del tiempo, la comparación de la vida con una cinta métrica en la que se miden en centímetros los años vividos, para advertir, con pesadumbre el corto tramo que resta hasta el fin de la cinta... En consecuencia, ya no se tienen los proyectos ilimitados y muchas veces descabellados de la adolescencia; se conocen mejor las probabilidades reales y los medios efectivos con que se cuenta para llevarlos a la práctica.

Esta es la etapa en que se pretende desandar el camino en busca de una juventud que ya no va a volver. Gran participación en la crisis tiene el aspecto corporal. El cuerpo, esa realidad indispensable e ineludible, a través de la cual pensamos, sentimos, queremos, actuamos y del que cada cual tiene una imagen o una idea, que suele no coincidir con la realidad tangible. Durante largos años el cuerpo nos resulta transparente, pasa casi inadvertido. A medida que pasan los años, se va opacificando, sus señales lo hacen cada vez más presente: pequeños desajustes, molestias, dolores, limitaciones. Este aspecto será considerado más adelante al hablar específicamente de la mujer.

Y está el encuentro con la realidad somática cuando la persona se mira al espejo y este le devuelve una imagen que no coincide con la suya mental, y muchas veces resulta difícil "hacerse amigo de la propia imagen". Raramente, por más que las señales indiquen que no se es el de antes, nadie se siente interiormente viejo. Decía Simone de Beauvoir que sólo en la medida en que, en el encuentro con el otro, este nos hace sentir la edad (por el modo como se dirige a nosotros, por el respeto que nos demuestra, por los mensajes disonantes de otra generación) y recién ahí tomamos conciencia de que hemos envejecido.

Lo que sucede es que el envejecer es mala palabra porque significa estar más cerca de la muerte, y ésta es la gran incógnita, y los seres humanos detestamos la incertidumbre, y por eso nos empeñamos en asegurarnos en todo lo material como si eso por añadidura nos garantizara la supervivencia, y por eso construimos andamiajes espirituales que nos ayudan a convivir con la idea de que algún día no seremos más esa realidad corporal.

Entre otras razones esto explica el endiosamiento de la juventud, que casi llega a considerarse como una virtud...

En esta etapa es frecuente que se intente modificar la imagen recurriendo a diversas estrategias (fisicoculturismo, cirugía estética, tintura de cabello, maquillaje, implantes de cabello...), no se asuma la edad (se miente la edad, se ignoran enfermedades, se "vive a mil"), se desarrollen conductas extrañas, se tomen decisiones fuera de contexto (irresponsabilidad, abandono de la pareja, enamoramientos con jóvenes, gastos desmesurados y negocios irresponsables), se rechacen pautas que trazaron la trayectoria vital, se reniegue de concepciones arraigadas (moral, religión, sexualidad, empresa, profesión), se trata de vivir en un mundo de placeres y egocentrismo, sin responsabilidades ni deberes, se escape a la realidad (fugas, alcohol, psicofármacos, drogas) caracterizado por que la mujer sale de un período con atribuciones de género bien definidas (ser fecunda, deseable, sensual, atractiva) y valoradas culturalmente en forma positiva, para entrar en otra incierta, donde se suceden muchas pérdidas (la más manifiesta es la fecundidad), algunas de ellas indicadoras de involución o envejecimiento, signadas adversamente por una cultura que considera a la juventud como el ideal.

Este carácter de transición hace que la mujer sea particularmente vulnerable frente a las circunstancias. En esta etapa los papeles tradicionales de esposa, madre y ama de casa se ven trastocados. No es infrecuente que quede sola, por viudez o separación matrimonial; los hijos se alejan de la casa ("síndrome del nido vacío"); los mayores enferman o mueren; la nueva generación se ubica "en la línea de fuego". Las referencias se van borrando, los personajes que contribuían a su contención psicológica van desapareciendo. A menudo debe asumir –además- responsabilidades económicas, como jefe de hogar, mientras que las posibilidades laborales son desventajosas.

No vamos a caer en la simplificación de pensar que todo lo que le acontece a la climatérica desde el punto de vista existencial debe atribuirse a la variación de las hormonas sexuales, si bien ellas pueden, como veremos influir, y por eso la HTR puede contribuir a una mejoría de su bienestar y calidad de vida.

FACTORES NO HORMONALES QUE INFLUYEN SOBRE LA PERCEPCION DEL CLIMATERIO.

Su manera de sentir el climaterio difiere según los casos:

- la edad a la que lo experimenta: es diferente cuando la menopausia ocurre a los 50 que cuando sucede prematuramente a los 35 años;

- la forma en que ocurre: no es lo mismo si la función ovárica desaparece espontáneamente que si tiene lugar a consecuencia de una intervención;

- el estado de salud general: si la menopausia ocurre en una mujer sana, el modo de encararla y experimentarla es más llevadero que si concomitantemente tiene problemas de salud, que le implican una sensación basal de infelicidad, que la obligan a cuidarse o a tomar medicaciones, que la limitan en su vida o le ocasionan malestar o dolor;

- la realización personal en el papel de madre: si la pérdida de la fecundidad tiene lugar en una mujer que ha tenido hijos y ya había completado su proyecto en ese sentido, quizás no sea tan penoso como si aún tenía la expectativa de la maternidad;

- la situación de pareja o de familia: la experiencia es menos traumática cuando la climatérica vive en una relación que la contiene afectivamente, cuando se siente querida, comprendida y apoyada, que cuando debe encarar la transición sola o mal acompañada;

- la circunstancia laboral: la percepción de bienestar es mayor si la mujer tiene una actividad laboral adecuada, que le ocupa tiempo y en la que se siente útil y creativa, que cuando está desocupada, aun cuando tenga resuelto el tema económico;

- el grado de independencia económica: es bastante común que la climatérica no sea autónoma e incluso, en función de esta dependencia, deba mantener en la pareja relaciones de opresión, cuando no de violencia, física o psicológica.

NEUROTRANSMISORES CEREBRALES.

Actualmente se conoce la relación entre estas situaciones y ciertos cambios en la composición química del cerebro. Además de sus funciones como generadoras y conductoras de impulsos eléctricos, las neuronas producen sustancias, que actúan sobre otras neuronas, transmitiendo información (neurotransmisores) o en sobre otras células no nerviosas, próximas o alejadas (neurohormonas).

Existe una enorme variedad de neurotransmisores, algunos de los cuales están íntimamente vinculados con los estados de ánimo. El más conspicuo de ellos es la serotonina, que es producida por un grupo de neuronas ubicadas en el tallo encefálico, cuyas prolongaciones se proyectan, como un enorme abanico, sobre todo el resto del cerebro. En la medida en que este sistema (serotoninérgico) se activa, "enciende" el funcionamiento del cerebro; cuando falla, hace que el resto del encéfalo esté desactivado: tiene lugar la depresión. En estas condiciones hay una disminución de la actividad del sistema serotoninérgico y los medicamentos antidepresivos tienen la peculiaridad de aumentar la concentración de serotonina en el cerebro.

Otros neurotransmisores, como las catecolaminas o el ácido gama amino butírico (GABA), influyen sobre el grado de ansiedad en la respuesta frente a los agentes estimulantes provenientes del medio. La dopamina influye sobre la actividad y coordinación de los movimientos; las encefalinas y endorfinas, sobre la sensibilidad al dolor. Sobre estos otros también puede influirse farmacológicamente.

CAMBIOS PSICO-CONDUCTUALES.

En muchos casos se acentúan algunos rasgos de la personalidad que ya estaban presentes con anterioridad: la depresiva se vuelve más melancólica; la ansiosa, vive presa de sus tensiones; la ciclotímica, es aún más variable...

Es frecuente que la mujer se vuelva más irritable, más sensible ante situaciones que corrientemente no la afectaban, más intolerante frente a hechos banales. Podrían decir con el poeta "cuando quiero llorar no lloro y a veces lloro sin querer...". Por los síntomas ya descritos, por la hostilidad del medio en que vive y a causa del mal descanso nocturno, ve reducida su competencia física y psíquica, así como para encarar las situaciones, con lo que la vida diaria se convierte en una sucesión de hechos agresivos, que a su vez generan más tensión y ansiedad. Muchas mujeres climatéricas sufren trastornos de su estado de ánimo (técnicamente denominados disforia). Pueden ser menores o reunir las características de una depresión, que es por lejos la enfermedad psiquiátrica más frecuente en el momento actual, en especial entre las mujeres y particularmente a esta edad de la vida.

Están vinculados con las variaciones hormonales que acontecen en esta época, del mismo modo que, por análogas razones, pueden observarse molestias similares en el período premenstrual (síndrome de tensión premenstrual) o luego del parto ("blues" o depresión posparto).

La disforia climatérica se manifiesta por alguno de los siguientes síntomas:

Al comienzo del día, al despertar, experimentan una sensación de falta de energías para afrontar las actividades, como si éstas fueran una carga imposible de encarar. Una vez que logran iniciar la tarea, ven todo con pesimismo e indiferencia, no tienen entusiasmo ni "ganas de vivir".

Los afectos están inhibidos y no experimentan cariño ni rechazo, piensan que no vale la pena hacer ningún esfuerzo por la superación personal o por sus semejantes. No ven la hora de ir a acostarse. Y cuando lo hacen, difícilmente concilian el sueño o despiertan pocas horas después de haberlo logrado.

Las personas tienen una disminución de la autoestima: consideran que no pueden, no valen, no son queridas, que no tienen razón para vivir, que su proyecto existencial se ha agotado; no tienen ilusión.

Algunas manifestaciones corporales o somáticas también aparecen como consecuencia de este cuadro: disminución del apetito (anorexia), adelgazamiento, sensación de distensión gástrica y plenitud luego de haber probado algún bocado; falta de fuerza muscular y cansancio rápido cuando inician una actividad física. Notan "hormigueos" y sensaciones molestas en la piel.

Por supuesto que la indiferencia o apatía sexual es corriente en estas circunstancias.

En ocasiones las menopáusicas padecen una auténtica depresión mayor (antes conocida como melancolía involutiva), que puede manifestarse sola o asociada con estados de angustia, la depresión es más frecuente en la mujer que en el hombre y una de las etapas en que se manifiesta con más frecuencia e intensidad es en la edad de la menopausia. Cuando hay antecedentes en la familia de esta enfermedad, o si ya se han experimentado cuadros depresivos con anterioridad, es más probable que se presente un nuevo empuje en este momento; una de las características de la depresión es su carácter repetitivo. Es preciso estar alerta para diagnosticarla y poner empeño en tratarla adecuadamente; no ha de olvidarse que los suicidios pueden ser el final de esta historia.

ATAQUES DE PANICO.

En mujeres con cierto perfil de personalidad, es bastante común que ocurran los ataques de pánico, que son crisis de angustia, que se manifiestan de muy diversas maneras.

Se trata generalmente de personas con un buen nivel de inteligencia, exageradamente responsables, perfeccionistas y exigentes (para sí mismas y con los demás), que no saben delegar responsabilidades, que abarcan –en consecuencia- cada vez más ocupaciones y que creen que nada de lo que sucede a su alrededor puede escapar a su control. Suelen ser rígidas en su conformación mental, en sus ideas, con poca capacidad de negociación (poca "cintura"), escasa condición para expresar sus propios sentimientos (se lo guardan todo, porque no es "de buena educación" demostrar lo que le pasa o si no está atravesando un buen momento). Tienen tendencia a erigirse en referentes del grupo humano a su cargo (dan el ejemplo, nunca les pasa nada, las aguantan todas, están siempre prontas para afrontar las situaciones difíciles, propias o ajenas como si fueran propias).

Por todo lo anterior las agresiones del ambiente las hieren más, las afectan en mayor grado que a otros, a quienes lo que suceda a su alrededor les importa y les duele menos.

Recuérdese que está en una edad en que, según dijimos, por ser de transición, la mujer es más vulnerable. Pongamos el ejemplo de una persona que va bajando una escalera: mientras está firme en una ubicación dada, su estabilidad es grande; pero si se la empuja o se la distrae mientras está dando el paso, cuando no está segura en un escalón ni en el otro, es más factible que pierda el equilibrio y caiga, aun cuando conozca bien el terreno y esté acostumbrada a mantenerse en pie frente a empujones...

Se trata de mujeres con gran sensibilidad, que perciben los problemas ajenos y, como manifiestan capacidad para escucharlos y condiciones para resolverlos, generan a su alrededor una tendencia a que el entorno descargue en ellas los más diversos planteos; podría decirse que son "personas antena".

Hay que estar al tanto de lo que es un ataque de pánico para poder identificarlo. En ocasiones ocurre mucho tiempo después de un hecho tensionante (puede ser la menopausia o alguna situación existencial vinculada en el tiempo con ella); si se analiza la situación parece que no hay en la historia reciente ningún factor detonante; todo es apacible; pero si se recuerda con más atención, casi siempre se encuentra una circunstancia que afectó sobremanera a la persona, la que, por su personalidad peculiar, disimuló y enterró en el subconsciente.

Se experimenta:

-sensación de inseguridad;

-incapacidad para decidir, aún las cosas más intrascendentes;

-rechazo de las responsabilidades laborales o familiares por temor a no poder encararlas;

-miedos sin una justificación manifiesta (a que les suceda algo a los hijos o al esposo cuando salen de viaje, a que se queme la casa, a que ocurra una tragedia en cualquier momento);

-fobias: inquietud y hasta desesperación cuando se está en un espacio cerrado (claustrofobia); miedo a salir solo de la casa o a atravesar espacios descubiertos, sensación de seguridad y cobijo cuando se encuentra en el domicilio, por lo que cada vez vive más encerrado (agorafobia); preocupación exagerada por las enfermedades y los síntomas que pueden anunciarlas (hipocondría), etc.

-síntomas somáticos, que son los más manifiestos y los que habitualmente llevan a consultar al médico, o muchas veces a varios médicos, porque ninguno descubre la causa ni acierta en el tratamiento. Lo más común es que tenga palpitaciones, que pueden acompañarse o no por dolores precordiales y sensación de falta de aire; por supuesto que el examen clínico y los estudios complementarios son absolutamente normales. Otras veces los cuadros son más llamativos, con cefaleas, mareos, pérdidas de conocimiento, trastornos sensoriales (hormigueos en los miembros) o motores (pérdida de fuerza o sensación de parálisis), malestar generalizado, sensación de muerte inminente.

FIBROMIALGIA.

Otro interesante cuadro psicosomático que puede observarse en esta etapa de la vida es la fibromialgia. Sería la expresión somática de la depresión. Se trata de personas que experimentan dolores a nivel de articulaciones y músculos. Los padecimientos ocurren en distintos y variables lugares del cuerpo. Experimentan dolor, ya sea cuando movilizan un sector, como cuando se comprimen las masas musculares. No se observa edema ni enrojecimiento. Se acompañan por una sensación de decaimiento, similar a la que se experimenta cuando se tiene fiebre. La persona se queja de falta de fuerzas y, por miedo a que sus dolores aumenten, deja de hacer ejercicio y no es raro que guarde cama.

Este cuadro va acompañado por los elementos psicológicos de la depresión, que ya han sido analizados. Pese a que los analgésicos y antiinflamatorios pueden ser útiles, lo más efectivo es el tratamiento con antidepresivos.

ALTERACIONES COGNITIVAS EN EL CLIMATERIO

Son relativamente frecuentes la falta de capacidad de concentración, de memoria y de atención.

En este aspecto muchas veces a las climatéricas las preocupa si estos síntomas no son anunciadores de una demencia senil. Cuando se hace el estudio objetivo de las distintas aptitudes mentales mediante pruebas (tests psicométricos), en casi todos los casos se llega a la conclusión de que se trata de un déficit atencional. Lo mismo que sucede con algunos escolares de bajo rendimiento, estas mujeres, desbordadas por sus ocupaciones o sumidas en un cuadro depresivo, no prestan atención a los acontecimientos que viven o a los datos que ven u oyen, razón por la cual estos no se inscriben en la memoria y luego no pueden ser evocados.

Debe señalarse que los estrógenos influyen mucho sobre el sector del cerebro más vinculado con la memoria y lo cognitivo, denominado sistema límbico (hipocampo), muy relacionado, anatómica y funcionalmente, con el hipotálamo. En ese sector el neurotransmisor más importante es la acetilcolina. Las neuronas que la producen son las responsables de que el individuo recuerde los hechos que ha vivido, que los incorpore al resto de sus recuerdos y que los recupere y los use adecuadamente cuando lo requiera.

Las células del hipocampo son protegidas de su destrucción por los estrógenos. Mientras hay estrógenos en la sangre estas neuronas no desaparecen bajo los efectos del envejecimiento o por efecto de la acción nociva de la cortisona, producida, en forma aguda o prolongada, a consecuencia de influencias agresivas del medio ambiente (estrés).

ENFERMEDAD DE ALZHEIMER.

Una de las formas más comunes de demencia senil es la enfermedad de Alzheimer. Esta se caracteriza por la acumulación entre las células del cerebro (especialmente en las regiones más vinculadas con lo cognitivo y la memoria: el sistema límbico, el hipocampo) de una sustancia llamada amiloide y por la aparición, en el interior de las neuronas, de ovillos de filamentos. Se manifiesta por progresiva pérdida de memoria, de la capacidad del individuo para relacionarse con el medio ambiente, hasta que queda totalmente desconectado de su entorno, sin poder bastarse a sí mismo.

Esta penosa enfermedad es más frecuente en mujeres que en hombres y aumenta con la edad. La padece un 20% de las mujeres de 80 o más años.

A pesar de que se sabe que existe predisposición hereditaria (personas con trastornos en el metabolismo de la sustancia amiloide), que explicaría los casos en que se manifiesta más precozmente, es posible que la falta de estrógenos esté involucrada en su desarrollo.

Hay varias publicaciones que demuestran que entre las usuarias de estas hormonas, se manifiesta más tardíamente, si es que ocurre.

Nos preguntamos por qué razón los hombres están más protegidos. Probablemente también en ellos y aunque parezca paradojal, serían los estrógenos los protectores, debido a que la testosterona, principal hormona masculina segregada por los testículos, se convierte localmente, a nivel del propio cerebro, en estradiol, la más potente de las hormonas femeninas. Algo similar veremos que ocurre en los huesos cuando tratemos de osteoporosis.

Debemos recordar que esta enfermedad transcurre por largos años en forma totalmente asintomática y que recién después que ha alcanzado cierta magnitud, se pone de manifiesto clínicamente. Lo importante es prevenirla en su etapa silenciosa; una vez que es evidente, existen pocas probabilidades para tratarla. En tal sentido, destaquemos que el mantenerse intelectualmente activo, el estar afectivamente contenido, el recibir antiinflamatorios, antioxidantes y estrógenos serían los recursos a los que se puede recurrir. Se ha recurrido también a medicamentos que aumentan la acetilcolina cerebral.

LA CLIMATERICA Y SU AMBIENTE.

Todas estas abigarradas y difíciles percepciones, que se mezclan con los otros molestos síntomas somáticos a que hicimos referencia en el capítulo previo, son difícilmente reconocidas o admitidas por quienes las padecen. Por esto es frecuente que se debatan por tiempo prolongado en este círculo vicioso, sin tener la fortaleza y sinceridad suficientes para admitir que están en problemas y recurrir a ayuda especializada.

Resulta útil la proximidad de una amiga, que la conozca profundamente y que haya padecido en carne propia análogas experiencias, para buscar una solución efectiva.

En otros casos es el médico y en especial el ginecólogo, al que la mujer concurre por un examen de rutina o con motivo de algún síntoma aparentemente no vinculado con el climaterio, quien, si dispone de tiempo suficiente y tiene capacidad inquisitiva y paciencia, va desenredando la madeja y aporta una ayuda.

Puede, finalmente, ser la propia mujer, que al leer publicaciones como la presente, bruscamente cae en la cuenta de lo mal que está pasando y de cuáles son sus posibles causas.

Llamará la atención que no se destaque en primer lugar a los personajes de la familia como posible agente de recuperación. Sucede que, a pesar de la cercanía, que debería llevarles a ser los primeros en percibir los cambios, a veces son los que menos comprenden la situación que la mujer vive.

Los hijos, en plena efervescencia de juventud, absorbidos por los estudios, los amigos, las salidas o los proyectos de formar su propia pareja, están cada vez menos tiempo en la casa, dialogan cada vez menos con esa madre, que padece sola su propia crisis.

En cuanto al esposo, con frecuencia ocurre que está concentrado en su propio trabajo, en el que por su edad y experiencia, va adquiriendo mayores responsabilidades. En los momentos de convivencia familiar, que suelen no ser muchos ni prolongados, puede no comprender que su mujer esté poco comunicativa y triste, o, si dialoga, que le relate una serie de síntomas, atribuidos por la cultura a la decadencia y al envejecimiento. Unido a ello puede darse el trastorno de las relaciones sexuales, de lo que nos ocuparemos más adelante. Es importante, sin embargo, que el esposo comprenda la situación que se vive, y que se vea implicado en las soluciones que deben emprenderse. Cuando ello no ocurre, lo que por desgracia no es infrecuente, acaban siendo personajes más alejados quienes los que habitualmente toman un papel protagónico en la solución de estos trances

Siempre tememos atemorizar a las lectoras con estas descripciones. Pero las mismas son el fruto de nuestra experiencia médica y, como conocemos cientos de mujeres que, poco a poco, debieron iniciar tratamientos con psicofármacos, de los cuales se hicieron con el tiempo dependientes y como sabemos que una adecuada reposición hormonal puede aliviar muchos de los síntomas vistos, nos parece oportuno referirlos y esbozar su tratamiento.

Vimos en el Capítulo III que los estrógenos actúan sobre el sistema nervioso central, en particular a nivel del hipotálamo, centro de la vida vegetativa e instintiva. Esto explica que con su administración se modifique la conducta y aumente la sensación subjetiva de bienestar, ya que ejercen su efecto sobre las concentraciones de los neurotransmisores, por ejemplo la serotonina, en una forma similar a como lo hacen los antidepresivos. También mejoran el sueño, haciéndolo más plácido y profundo y no solamente por la desaparición de las tuforadas y de la sudoración nocturna que afectan sobremanera el descanso nocturno.

En muchos casos las hormonas mejoran las alteraciones del carácter y el cuadro depresivo, por lo que se requieren dosis menores de psicofármacos o puede prescindirse de ellos. No debemos, sin embargo, ser simplistas y pensar que con este recurso se van a aliviar todos los casos; hay cuadros psíquicos que no dependen de la falta de hormonas y que requieren el tratamiento por parte del psiquiatra.

CAPITULO VIII. SINTOMAS VULVARES Y VAGINALES.

Adelantándonos más en el tiempo, algunos meses después de la última menstruación hacen su aparición otros síntomas, que también mejoran rápidamente con la hormonoterapia de reemplazo (ver más adelante Capítulo XII), tanto más cuanto más precozmente se inicie ésta.

Dijimos que uno de los sitios del organismo femenino en que mayor efecto tienen las hormonas ováricas es el aparato reproductor. Ya analizamos sus acciones a nivel del endometrio y el cuello uterino. Otro sector importante que sufre las consecuencias de la falta de hormonas es la vagina. Las mujeres menopáusicas se quejan frecuentemente de sequedad y falta de lubricación vaginal, o bien de flujo, ardor y comezón.

Ello dificulta las relaciones sexuales, ya que experimentan dolor, que a veces persiste algún tiempo después del coito; esto se denomina técnicamente dispareunia.

SEQUEDAD VAGINAL E INFECCIONES.

Las causas de la sequedad vaginal son:

- la disminución de la producción de moco a nivel del cuello uterino, el que normalmente contribuye a lubricar el canal vaginal.

- la reducción de la cantidad de líquido que trasuda a través de la pared y de sangre que circula por los vasos de las paredes vaginales, lo que también lleva a disminuir la humedad local.

- la menor elasticidad de los músculos del órgano

- el afinamiento del revestimiento interno (epitelio vaginal), al reducirse el número de capas de células que lo constituyen.

Por otra parte, algunas de las células del revestimiento vaginal contienen un tipo de azúcar, llamado glucógeno, que es transformado en ácido láctico por las bacterias que normalmente están presentes en la vagina (denominadas bacilos de Döderlein o lactobacilos vaginales). Este producto mantiene la acidez normal de la vagina (pH 5), lo que evita que la misma sea invadida por otros microbios, que le llegan de la vecindad, en especial de la región perianal, o que son introducidos en el curso de una relación sexual. Al reducirse los estrógenos, desaparece el glucógeno, disminuye el ácido láctico y se reduce la acidez. Esas bacterias proliferan y ocasionan una infección o vaginitis, que se manifiesta por flujo, prurito, ardor y en ocasiones mal olor.

MODIFICACIONES VULVARES.

También la vulva sufre modificaciones a consecuencia de la disminución de los estrógenos. Sus labios (mayores y menores) se vuelven más atróficos, la piel que los recubre, más fina y susceptible de sufrir irritación por efecto de las agresiones mecánicas (roces, traumatismos) o de las infecciones (es frecuente que las infecciones vaginales afecten también la vulva), con edema, enrojecimiento y sensación de ardor o prurito.

En su conjunto, la vulva se vuelve más estrecha y menos elástica, lo que también determina dificultades en ocasión del coito.

Las molestias vulvares y vaginales son las que se mencionan a continuación:

1. Sensación de sequedad o falta de lubricación, particularmente penosa cuando se mantienen relaciones sexuales, las que ocasionan dolor, el que puede llevar a no experimentar orgasmo (anorgasmia) y a que la mujer las evite o espacie;

2. Comezón o ardor en la vulva, lo que junto a la disminución de la elasticidad de los tejidos, también puede hacer doloroso el coito, en especial en el momento de la penetración;

3. Flujo, de aspecto variado, con frecuencia asociado a mal olor, que muchas veces conduce a las pacientes a repetir las irrigaciones, los lavados y al empleo de desodorantes. Todos estos son factores que, a su vez, incrementan la irritación y barren la flora vaginal normal, que, según ya vimos, es un importante factor de defensa contra las infecciones.

ESTUDIO Y TRATAMIENTO.

El examen clínico y la colposcopía mostrarán un revestimiento más fino y frágil, con escasez de moco en el cuello. Si hay infección, será preciso realizar un exudado vaginal, para identificar las bacterias que la producen y poder administrar el antibiótico adecuado. Sin perjuicio de ello, más adelante deben utilizarse los estrógenos para mejorar las condiciones locales y asegurar un medio ácido que evite la repetición del cuadro.

El empleo de hormonoterapia de reemplazo por vía oral, en parches o inyectables (ver más adelante Capítulos XII y XIV) alivia estos síntomas. Pero también pueden emplearse estrógenos locales, que se colocan en la vagina en forma de comprimidos, óvulos o cremas y que actúan a nivel del mismo órgano mejorando la circulación de la sangre, el espesor del revestimiento epitelial, la cantidad de glucógeno y la acidez vaginal (Ver Capítulo XXV).

En aquellos casos en que no deban utilizarse estrógenos (ver más adelante, Contraindicaciones, Capítulo XVII) o mientras estos no surtan efecto, pueden emplearse cremas o geles, a efectos de mejorar la lubricación y hacer más placentera la relación sexual. Deben elegirse preferiblemente los productos que no contienen sustancias activas y que simplemente humidifican (vaselina, cremas emolientes).

CAPITULO IX. ALTERACIONES URINARIAS.

Otra causa frecuente de molestias son las alteraciones urinarias.

Las investigaciones al respecto demuestran que, si bien no todas ellas tienen una íntima relación con la falta de estrógenos, buena parte de los síntomas pueden mejorarse con la HTR. (Ver Cap. XII).

¿COMO FUNCIONA LA VEJIGA?

La vejiga es un órgano hueco, provisto de una pared muscular, cuya contracción aumenta la presión en su interior. En condiciones normales estos músculos funcionan armónicamente con otros que rodean el conducto de salida al exterior de la vejiga (llamado uretra). La coordinación es tal que cuando los primeros se contraen éstos últimos (denominados esfínter uretral) se relajan, a consecuencia de lo cual la orina sale al exterior: esto es la micción normal, que es un acto voluntario. Fuera de esta situación, en virtud de la baja presión que hay dentro de la vejiga y del cierre de la uretra, no hay salida de orina, ni siquiera durante los esfuerzos (estornudos, gimnasia) que aumentan la presión dentro del abdomen, donde está contenida la vejiga.

INCONTINENCIA DE ORINA.

Cuando hay un descenso de la uretra y la vejiga, cosa que se denomina prolapso, es frecuente que escape orina si la paciente tose, se ríe, hace ejercicio o levanta un peso: es la incontinencia de orina de esfuerzo. Si bien el prolapso es la consecuencia de desgarros ocurridos por el gran estiramiento que sufren los músculos y ligamentos durante el parto, la falta de estrógenos aumenta la laxitud de estos tejidos y por eso los trastornos urinarios suelen manifestarse después de la menopausia.

No debemos creer que todas las incontinencias urinarias obedecen a un prolapso. En algunas ocasiones son producidas por un funcionamiento descoordinado de los músculos de la vejiga y de la uretra, la mujer no puede refrenar el deseo imperioso de orinar: es la incontinencia de orina de urgencia. También influye la disminución del espesor de la pared de la uretra (constituida por músculos, colágeno y vasos sanguíneos venosos con aspecto de esponja), lo que contribuye a que no se cierre lo suficiente como para contener la orina en la vejiga. Estos trastornos sí obedecen a la falta de estrógenos y suelen mejorar con la HTR.

INFECCION URINARIA.

Una situación común después de la menopausia es la infección urinaria a repetición. La misma puede ser totalmente asintomática, diagnosticable únicamente mediante un análisis llamado urocultivo, o bien manifestarse por cistitis (mayor frecuencia en las micciones, sensación de deseos de orinar sin tener casi orina en la vejiga; sensación de continuar con deseos de orinar una vez evacuada la vejiga) o por pielonefritis (dolor en una o ambas regiones lumbares, frecuentemente acompañado de fiebre). En estos dos últimos casos la orina suele ser turbia y fétida.

Las razones que explican estas infecciones en la menopausia son varias:

1) La mayor frecuencia de infecciones vaginales y vulvares, cuyos microbios ascienden y atacan el aparato urinario.

2) Una incompleta evacuación de la vejiga, en especial si hay un mal funcionamiento muscular o prolapso o bien si hay retención de orina por prolongación de los períodos entre micción y micción. En ambas circunstancias, en la orina estancada proliferan los microbios que terminan alcanzando número suficiente para provocar una infección.

3) El revestimiento interno de la vejiga, al igual que el de la vagina, es sensible a los estrógenos y, al faltar estos, se afina, por lo que se vuelve más susceptible de ser agredido o atacado por las bacterias.

ESTUDIO Y TRATAMIENTO.

Como en el caso de las vaginitis, también lo primero que debe hacerse es reconocer el tipo de microbio responsable de la infección mediante urocultivo y administrar el antibiótico adecuado para combatirlo.

Pero es esencial, con la finalidad de evitar la repetición o el mantenimiento de las infecciones, mejorar el funcionamiento de la vejiga. Ya vimos que los estrógenos contribuyen a coordinar el funcionamiento de los músculos que aseguran una micción normal, así como a aumentar el espesor del revestimiento de la vejiga.

También es importante que la mujer se habitúe a tomar líquido suficiente (en cualquier forma: agua, leche, jugos) con lo que aumentará la cantidad de orina y se eliminarán por arrastre más fácilmente los microbios.

Un consejo práctico de gran importancia es que la paciente se acostumbre a orinar con frecuencia, y no permanezca con la vejiga llena durante largos intervalos; de este modo se evitará el estancamiento de la orina que, según vimos, es un factor predisponente a la multiplicación de las bacterias y a la infección.

De existir un prolapso, el mismo deberá ser corregido quirúrgicamente.

En resumen, las manifestaciones urinarias, que suelen presentar las menopaúsicas son las siguientes, preste atención a ellas:

1. Aumento de la frecuencia de la micción;

2. Sensación de continuar con deseos de evacuar la vejiga después que ha terminado de orinar;

3. Sensación imperiosa de orinar, que parece no poder evitarse y que la obliga a hacerlo rápidamente, escapándose incluso orina si no llega a tiempo al cuarto de baño. En este caso, consulte al ginecólogo, pues la medicina dispone hoy de fármacos que han mejorado mucho su eficacia en estas situaciones;

4. Pérdida de unas gotas o de un chorro de orina cuando se ríe, tose, hace gimnasia, corre o levanta un peso. También aquí debe consultar con el ginecólogo, pues de acuerdo con la evaluación de su caso, le aconsejará medidas de rehabilitación muscular o, en caso necesario, corrección quirúrgica, medidas ambas que han demostrado su eficacia.

5. Si tiene ardor o dolor al orinar, el mismo puede obedecer a una infección en la vejiga y riñones o simplemente al hecho de que la orina irrita la vulva, cuya piel se encuentra afinada por la falta de estrógenos e incluso herida por el rascado en caso de prurito.

6. Cuando a alguna de las molestias señaladas en los puntos 1 a 3, se agrega orina fétida y turbia o malestar general y fiebre, piense que tiene una infección urinaria y consulte al médico.

7. Si nota una sensación de cuerpo extraño que ocupa o sale por la vagina y la vulva, en especial cuando hace algún esfuerzo, o bien si palpa o ve una formación redondeada en esas condiciones,

es probable que tenga un prolapso; consulte a su ginecólogo. El prolapso en etapas iniciales puede ser sólo notado por éste. Consiste en el descenso de la pared anterior de la vagina que arrastra parte de la vejiga (cistocele) o de la pared posterior que se acompaña por caída del recto (rectocele) o del cuello del útero (histerocele). Pueden asociarse en grado variable los tres anteriores.

CAPITULO X. COMPLICACIONES A LARGO PLAZO DE LA FALTA DE HORMONAS OVARICAS: LAS ENFERMEDADES CARDIOVASCULARES.

Hasta ahora hemos estudiado las consecuencias más aparentes de la menopausia y que se observan en los primeros años después que se produce la interrupción de las menstruaciones. A continuación, nos ocuparemos de las complicaciones menos aparentes en forma inmediata y que ocurren varios años después de la menopausia, pero que son las que más seriamente amenazan la vida y la calidad de vida de la mujer en los treinta años siguientes a la menopausia: las enfermedades cardiovasculares y la osteoporosis.

Las enfermedades cardiovasculares son la primera causa de enfermedad y muerte, tanto en el hombre como en la mujer. Aunque a veces el público en general las minusvalora, dando más atención al cáncer por ejemplo, su verdadera importancia llega a calibrarse cuando se es consciente de que suman más muertes que la combinación de cáncer, accidentes y diabetes, incluso en países que, como España, gozan de tasas relativamente bajas de enfermedades cardiovasculares, frente a las que se presentan en otros países. Las enfermedades cardiovasculares incluyen dos formas principales: la enfermedad cardíaca coronaria (la forma más conocida es el infarto de miocardio) y el ictus, o proceso vascular que afecta al cerebro, sea en forma de hemorragia o de obstrucción de alguna arteria importante. El resultado del segundo es siempre la pérdida de funciones relacionadas con la movilidad, el habla, u otras. Con cada década que se suma a la edad, la tasa de mortalidad por enfermedad cardíaca coronaria aumenta entre 3 y 5 veces. Igualmente, debe subrayarse que el 40% de todos los procesos coronarios son fatales en la mujer, y que un 67% de todas las muertes súbitas ocurren en mujeres sin historia previa de enfermedad cardíaca coronaria. El ictus constituye la tercera causa de muerte, con una incidencia aproximada de 2 por mil habitantes y por año.

Por tanto, la mayoría de las enfermedades cardiovasculares son la consecuencia de la disminución de la luz o calibre de las arterias debido al depósito de placas de colesterol a nivel de sus paredes. Debido a ello se reduce o se anula la circulación de la sangre, lo que lleva a que distintos órganos reciban cantidad insuficiente de oxígeno y de otros nutrientes que son imprescindibles para su normal funcionamiento.

Cuando deja de llegar sangre, los tejidos irrigados por la arteria obstruida sufren la muerte de sus células (necrosis isquémica o infarto). Si esos tejidos son importantes, por formar parte de órganos vitales, de cuya función dependen el mantenimiento de la salud o la vida del individuo, al comprometerse su función, se produce enfermedad o muerte del individuo. Tal es el caso mencionado del corazón (infarto de miocardio) y del sistema nervioso central (infarto cerebral), pero también de los miembros inferiores (gangrena de pie), el intestino (infarto mesentérico). En otros casos, las paredes debilitadas de las arterias se rompen frente a un aumento de la presión arterial (hipertensión arterial), produciéndose una hemorragia (hemorragia meníngea o cerebral) que desvitaliza los tejidos vecinos.

Finalmente, en ciertas circunstancias, las arterias afectadas sufren una dilatación progresiva, formándose una especie de bolsa, llamada aneurisma, en la cual la sangre coagula y desde donde pueden desprenderse partes del coágulo (tromboembolias),que terminan obstruyendo arterias más pequeñas, lo que interrumpe la circulación (trombo embolismo pulmonar o cerebral). Los aneurismas también pueden romperse y ocasionar hemorragias, a veces mortales.

¿CUALES SON LAS CAUSAS DE LA ARTERIOESCLEROSIS?

Son variadas:

1) Existe una predisposición hereditaria;

2) Es importante la concentración de colesterol en la sangre: si está elevada por encima de 200 mg por ciento hay más posibilidades de que el exceso se deposite en las paredes arteriales. Esta sustancia grasa va unida a partículas de proteínas formadas en

el hígado llamadas lipoproteínas. Algunas de las ellas favorecen la acumulación de colesterol en las arterias: es el caso del LDL y del VLDL colesterol (de baja y de muy baja densidad, respectivamente) al que podríamos en consecuencia llamar "colesterol malo o agresivo". Otras, por el contrario, determinan el transporte del colesterol desde las paredes de las arterias al hígado y su eliminación, con lo que reducen la frecuencia de arterioesclerosis: es el HDL-colesterol (de alta densidad), que constituye el "colesterol bueno" o "colesterol protector". Por eso, en algunos casos, aun cuando esté elevado el colesterol total, si también lo está el HDL Colesterol, el riesgo de arteriosclerosis no aumenta. De ahí la importancia de relacionar ambos valores, en forma de un cociente colesterol total dividido colesterol HDL, que define el índice de riesgo de enfermedad cardiovascular, que será tanto menor cuanto más bajo sea el índice.

3) Como será analizado más adelante, también existen factores a nivel de las paredes de las propias arterias, que favorecen la acumulación del colesterol, así como la contracción de sus músculos (vasoconstricción) que contribuye a disminuir aún más la circulación de la sangre a ese nivel.

¿QUIENES ESTAN EN RIESGO DE PADECER UNA ENFERMEDAD CARDIO VASCULAR?

Del aspecto de la paciente, así como de sus hábitos de vida, antecedentes y enfermedades que padece, puede deducirse la probabilidad que tiene de presentar una enfermedad cardiovascular.

Si Ud. tiene uno o más de los siguientes factores, debe vigilarse, ya que es más probable que, en algún momento, padezca una complicación cardiovascular y, como dice el refrán, "más vale prevenir que curar":

1. Si es obesa, en particular si dicha obesidad predomina a nivel del abdomen.

2. Si hace una vida sedentaria y no acostumbra realizar ejercicio físico, aunque sea una caminata diaria.

3. Si fuma, en especial cuando consume más de 10 cigarrillos por día.

4. Si tiene un colesterol elevado, sobre todo si, además, el HDL colesterol es bajo.

5. Si padece diabetes, particularmente una forma severa y si, a consecuencia de un régimen o una medicación inadecuados, tiene episodios de descompensación, con repercusión sobre la vista, el corazón o el funcionamiento del riñón.

6. Si tiene presión arterial elevada.

7. Si en su historia personal o en la de su familia existen antecedentes de diabetes, hipertensión o de enfermedades cardiovasculares (infarto de corazón, accidentes cerebrales).

8. Si ha pasado la menopausia.

Hemos puesto en último término el aspecto que nos interesa tratar más detenidamente.

Los hombres tienen problemas cardiovasculares con más frecuencia que las mujeres antes de la menopausia. Pero, una vez que las menstruaciones han cesado hay un incremento de la tasa de enfermedades cardiovasculares en la mujer. Aunque hay una dependencia muy clara de la edad, hay estudios epidemiológicos que han confirmado una influencia de la menopausia precoz o quirúrgica. De acuerdo con ello, hay una serie de estudios que encuentran que, cuando las mujeres menopáusicas reciben terapia hormonal, la probabilidad de presentar enfermedad cardíaca coronaria se reduce en aproximadamente un 50%.

Cuando se trata de mujeres que ya han tenido enfermedades cardíacas coronarias, sea infarto de miocardio u otras formas clínicas, un estudio reciente de diseño óptimo, denominado estudio HERS, encuentra que en el primer año las hormonas no protegen, pero progresivamente, el riesgo disminuye en las mujeres que las usan por dos o más años.

EFECTO PROTECTOR DE LAS HORMONAS OVARICAS.

Los hallazgos anteriores están de acuerdo con que el efecto protector de las hormonas se ejerce a través de la reducción de la arteriosclerosis, un efecto lento, que aparece más claramente a medida que transcurren años de uso.

Igualmente, ese efecto está de acuerdo con la acción que las hormonas demuestran tener a nivel de distintos factores de riesgo, como los lípidos.

Las hormonas disminuyen el colesterol total, aumentan el HDL Colesterol protector, reducen el depósito de estas grasas sobre las paredes de las arterias y provocan la dilatación de las mismas.

Destacamos que los estrógenos son potentes vasodilatadores, o sea que aumentan el calibre de los vasos en todos los órganos, y esta acción es inmediata. De este modo se explican algunas consecuencias beneficiosas de la HTR que no son habitualmente mencionadas: mejoran las migrañas o jaquecas (debidas a vasoconstricción de arterias cerebrales), también solucionan algunos cuadros de dolor en el pecho (angina o precordialgia) en individuos sin evidencia de lesión de las coronarias y tienen efecto beneficioso en el síndrome de Raynaud (enfriamiento y palidez extrema de manos y pies, que puede llegar al infarto o necrosis de tejidos).

Otro de los mecanismos de la acción cardioprotectora de los estrógenos es su enérgico efecto antioxidante. A consecuencia del estrés, las partículas de colesterol de baja densidad (LDL-colesterol), se unen con oxígeno (oxidación) y se vuelven particularmente nocivos para los tejidos (estrés oxidativo), en los que favorecen la progresión de la arteriosclerosis o el inicio del desarrollo de tumores. Luego de la vitamina E, los estrógenos son los más potentes antioxidantes conocidos.

Es preciso mencionar que estos efectos beneficiosos de los estrógenos son sólo en mínima proporción anulados por la adición de progestágenos, que, como veremos, son imprescindibles en mujeres que conservan el útero a efectos de proteger al endometrio de la hiperplasia y el cáncer.

En mujeres que presentan un aumento de la presión arterial (hipertensión arterial) en el momento de la menopausia, la administración de hormonas ováricas no tiene mayor efecto, aunque a veces se requieren otras medidas para su tratamiento (dieta sin sal, medicamentos).

¿COMO EVITAR LAS ENFERMEDADES CARDIOVASCULARES?

Como resumen, las enfermedades cardiovasculares provocan la muerte de casi la mitad de las mujeres luego de la menopausia. Algunos de los factores que favorecen su aparición pueden ser suprimidos con las medidas siguientes:

1) Haga una dieta pobre en grasa y baja en calorías para disminuir el colesterol y bajar de peso. Conviene reducir las grasas de origen animal, sustituir las carnes rojas por carnes blancas, disminuir los azúcares (pan, pastas, papas, dulces, bebidas "colas"); consumir más vegetables (algunos de los cuales, como el brócoli o las espinacas son –además ricos en calcio, que, como veremos, también es muy importante); elegir los productos lácteos descremados; optar por alimentos y bebidas dietéticos; agregar antioxidantes: vitaminas A, C y E.

2) Realice ejercicio físico regular, en especial aeróbico, comenzando de a poco. El mismo disminuye el colesterol, mejora el funcionamiento del corazón y los pulmones, moviliza las articulaciones, fortalece los músculos e impide la pérdida de calcio en el hueso (osteoporosis).

También es saludable psicológicamente, ya que la sustrae -al menos por un rato- de las preocupaciones cotidianas, le da la agradable impresión de estar haciendo algo por Ud. misma, le permite alternar con otras personas y, si es al aire libre, hace que Ud. tome sol, lo que aumenta la producción de vitamina D en la piel, sustancia que favorece la absorción de calcio a nivel intestinal.

3) Deje de fumar, puesto que, como dicen las advertencias que todos ven y pocos leen, "este hábito es perjudicial para la salud". Con esto mejorará su colesterol, el funcionamiento cardíaco, su pulmón estará en mejores condiciones para oxigenar la sangre y libre de la amenaza futura de infecciones bronquiales y cáncer de pulmón (que cada vez con más frecuencia afecta a las mujeres). Experimentará mayor plenitud física y mental. Recuerde, por último, que la piel de las fumadoras es más fina y arrugada, con lo que, al dejar de fumar, preservará su aspecto físico y lozanía.

4) Controle periódicamente la presión arterial y el nivel de azúcar y colesterol en sangre, consulte con su médico y siga las indicaciones de éste para corregir los valores anormales si se presentaran.

5) Si las menstruaciones han cesado y especialmente si sus ovarios han sido extirpados o han dejado de funcionar a consecuencia de un tratamiento por radiaciones o drogas anticancerosas, recurra lo antes posible al ginecólogo, para que éste evalúe la posibilidad de administrarle hormonoterapia de

reemplazo, una vez descartadas las posibles contraindicaciones (Ver capítulo XVII). Recuerde que la HTR reduce, por sí sola, en un 50%, la probabilidad de sufrir una complicación por una enfermedad cardiovascular. Disminuye la probabilidad de que ésta se presente y detiene su evolución si ya la presenta.

Tenga en cuenta que la protección que esta medicación le brinda se mantendrá tanto tiempo como Ud. continúe recibiéndola. Procure, en consecuencia, no abandonarla.

Nada puede hacerse para evitar algunas enfermedades, Ud. tiene a su alcance un recurso sencillo y muy eficaz, que a parte de los otros aspectos beneficiosos que son analizados en estas páginas, disminuye la probabilidad de presentar una afección cardiovascular, que es la causa aislada más frecuente de enfermedad y muerte de la mujer.

Tenga claro que de esta manera está haciendo algo muy importante por su salud y para mejorar las condiciones de su vida en el período de treinta años que le tocará vivir después de la menopausia. Hágalo aun cuando deba ir en contra de la opinión de sus amigas o de médicos poco informados y aun cuando tenga que adaptarse a algunas molestias físicas (ver Capítulo XV) y acudir con frecuencia al ginecólogo (ver Capítulo XIX y XX). En cuanto a los gastos, no vale la pena insistir en que está invirtiendo para una vida plena.

CAPITULO XI. COMPLICACIONES A LARGO PLAZO DE LA FALTA DE HORMONAS OVARICAS: LA OSTEOPOROSIS.

La otra consecuencia alejada de la falta de hormonas ováricas es la osteoporosis, que, como un ladrón, se desliza silenciosamente durante años en su organismo, para ir robándole el calcio de sus huesos. Durante años Ud. no advierte que el esqueleto se va haciendo más frágil y menos resistente ante los traumatismos y las caídas, hasta que comienza a experimentar dolores de espalda, a perder estatura y a encorvarse, o hasta que se ve imposibilitada por una fractura.

A esa altura, todavía habrá tratamientos a los cuales recurrir, pero estos serán paliativos, para remediar un daño irreversible.

Veremos a continuación que Ud. puede evitar la osteoporosis, con la HTR y otras medidas, capturar al ladrón antes que inicie su robo o cuando éste no compromete todavía demasiado ese precioso capital, que le asegura una vida plena, que es el calcio de sus huesos.

¿COMO ESTA FORMADO Y COMO FUNCIONA EL HUESO?

Para comprender mejor la osteoporosis, estudiaremos primero el funcionamiento del hueso.

Contrariamente a lo que parece, el esqueleto no es una armazón inerte, que se mantiene incambiada una vez que se ha llegado a la edad adulta. El hueso es un de órgano vivo, como otro cualquiera, que está en un estado continuo recambio, que tiene células vivas, situadas en medio de una matriz de colágeno, donde se hallan los cristales de calcio (hidroxiapatita). Requiere el aporte de calcio, vitaminas y proteínas para mantenerse, que le llegan a través de la sangre, en la cual -por otra parte- distintas glándulas vuelcan un conjunto de hormonas que regulan ese equilibrio de destrucción y construcción.

El hueso puede compararse con una pared, formado por una matriz, que equivaldría a la mezcla de cemento, constituida por colágeno, que une diminutos ladrillos, que son los cristales de calcio (hidroxiapatita).

La misma es continuamente demolida por las piquetas de unas células llamadas osteoclastos y seguidamente reconstruida por los ladrillos que colocan unos albañiles denominados osteoblastos. En la infancia y adolescencia predomina la construcción del hueso. En la vida adulta, una vez finalizado el crecimiento, la altura de la pared, o sea la forma y tamaño de los huesos, se mantiene incambiada, puesto que la destrucción está en equilibrio con la edificación: tanto se destruye, tanto se edifica.

Cuando llega la menopausia, así como en la vejez o en algunas enfermedades, la destrucción supera a la reparación y nuestro muro, el hueso, se va achicando.

Luego del cese de la menstruación, cuando faltan las hormonas ováricas, falta también el freno para la acción de los osteoclastos demoledores. Su efecto supera al de los osteoblastos reparadores. Como consecuencia se pierde hueso: es la osteoporosis menopáusica. El equilibrio puede restaurarse si se administran las hormonas ováricas, por eso la HTR constituye un tratamiento muy eficaz de la osteoporosis.

Los huesos largos (como el húmero, el radio, el fémur, etc.) tienen una corteza, formada por la superposición de capas que, como las hojas de un libro cerrado, le dan solidez: es el hueso cortical. En algunos sectores de los huesos largos y también en los cortos (vértebras de la columna) la estructura es la de una red dispuesta en tres dimensiones, cuyos hilos sólidos se unen entre sí, como anudados, para asegurar la firmeza de la misma: es el hueso trabecular.

Tanto para la construcción como para el mantenimiento del hueso, es preciso que se aporten los materiales, que el organismo consigue en el exterior, por medio de la alimentación. Se requieren proteínas para formar colágeno y, además, calcio para los cristales de hidroxiapatita. Este último está contenido en una gran variedad de alimentos, pero especialmente en la leche y sus derivados: manteca, queso, yogurt. También algunos vegetales, como el brócoli o las espinacas son ricos en este mineral. En la tabla se señalan las cantidades de calcio que aportan diferentes alimentos.

Para que el calcio sea absorbido desde el intestino y pase a la sangre que lo conducirá al hueso, es necesaria la presencia de vitamina D. Esta se encuentra, en forma de precursor o provitamina. En el organismo la provitamina D se acumula a nivel de la piel y bajo el efecto de la luz solar, se convierte en vitamina D. Saque en conclusión la importancia que tienen una buena alimentación y la exposición razonable a la luz solar (no es preciso "achicharrarse" bajo el sol, lo que puede perjudicar la piel y ocasionar la aparición de cáncer a ese nivel) para mantener el esqueleto en condiciones.

Para que el hueso se mantenga fuerte, se necesita, además, la colaboración de algunas glándulas, que regulan con su secreción, como es el caso del ovario, el equilibrio entre reabsorción y reformación.

Tal es lo que sucede con:

1) la tiroides, glándula que se encuentra en el cuello por delante la laringe, que segrega tirocalcitonina, hormona que evita la reabsorción.

2) las paratiroides, pequeñas estructuras como lentejas que se hallan por detrás de la tiroides y que por intermedio de la parathormona estimula la destrucción del hueso.

3) las suprarrenales, ubicadas por encima de ambos riñones, que segregan cortisona y derivados, las que igualmente contribuyen a reabsorber hueso.

4) los ovarios, que producen estrógenos y progesterona que frenan la destrucción del hueso.

5) los testículos, que producen testosterona.

En el curso de la vida de una mujer la cantidad de calcio en los huesos y, en consecuencia, la solidez del esqueleto, va aumentando progresivamente, hasta alcanzar el máximo aproximadamente a los 35 años.

Este capital de mineral de los huesos depende de factores diversos:

- Influye la herencia; en efecto la masa ósea es mayor en las mujeres de raza negra que en las de raza blanca; también es superior en determinadas familias, de modo que por la fortaleza del esqueleto de su madre o de sus abuelas puede -hasta cierto punto- predecirse la del suyo propio.

- La alimentación rica en calcio y vitamina D que haya recibido durante el período del crecimiento, y después.

- El ejercicio físico que haya realizado y realice, el cual constituye un importante estímulo para el desarrollo y mantenimiento del esqueleto. A este respecto, es evidente el mayor desarrollo de los huesos en los deportistas, así como la rápida pérdida de hueso que ocurre cuando una persona permanece largo tiempo en cama o cuando se inmoviliza un sector del cuerpo con un yeso. Para que el esqueleto alcance y conserve su solidez se requiere que los músculos lo movilicen, cuanto mayor sea la fuerza necesaria para moverlo más estimulante será el ejercicio para el hueso. Basta que deban vencer la fuerza de la gravedad, cuando ésta última se neutraliza parcial o totalmente, como sucede con la natación o con la permanencia en condiciones de ingravidez (viajes espaciales), se pierde calcio del esqueleto.

- Finalmente, se requiere un equilibrio en las cantidades de hormonas circulantes en sangre, en especial de hormonas ováricas (en la mujer) o testiculares (en el varón).

EVOLUCION DEL CONTENIDO DE CALCIO EN EL HUESO A LO LARGO DE LA VIDA.

Todo lo anterior explica que la masa ósea máxima alcanzada a los 35 años no sea igual en todos los individuos y da cuenta de por qué es mayor en el varón que en la mujer (influyen factores genéticos, hormonales, mayor ejercicio físico), y que en ésta es tanto más grande cuanto mejores sean sus antecedentes familiares, su alimentación más rica en calcio y su actividad física más asidua.

Una vez alcanzado el máximo, el contenido en mineral calcio del esqueleto sufre una muy leve disminución a lo largo del tiempo hasta que, promedialmente a los 50 años, la mujer deja de menstruar y pierde gran parte de sus hormonas ováricas. A partir de entonces, la destrucción deja de ser frenada y predomina sobre la reconstrucción. Se inicia una etapa de pérdida más acelerada de calcio del esqueleto, a razón de 3 a 5% del total por cada año transcurrido después de la menopausia, en los primeros cinco años posteriores a la interrupción de las menstruaciones.

No todas las mujeres pierden calcio por igual. Las perdedoras rápidas son aproximadamente una cuarta parte. Las obesas tienen menor tendencia a disminuir su capital mineral, por una parte porque los músculos deben ejercer mayor fuerza para movilizar sectores más pesados del cuerpo y por otra a que, si bien ya no producen estrógenos en los ovarios, a nivel del tejido adiposo convierten hormonas masculinas (andrógenos) de origen suprarrenal en estrógenos.

Luego de este primer quinquenio tan significativo en cuanto a pérdida de calcio, se entra en una etapa de reabsorción ósea más lenta, aproximadamente un 1 % por año. Hasta hace poco se llamaba a esta fase de osteoporosis senil, similar en ambos sexos; hoy día se tiende a admitir que, aunque menos pronunciado, este proceso obedece como el anterior a falta de estrógenos. Lo que es más sorprendente es que también en los varones, en última instancia, la conservación de la integridad del esqueleto, también obedece a los estrógenos, ya que para frenar la acción destructora de los osteoclastos, la testosterona, principal hormona masculina segregada por los testículos, debe ser convertida, localmente, a nivel de los mismos huesos, en estrógenos.

OSTEOPOROSIS.
Tanto el hueso cortical como el trabecular se reducen: las hojas del libro se adelgazan y se vuelven menos numerosas; los hilos de la red se afinan y algunos se rompen (micro fracturas: fracturas no evidentes y ni siquiera visibles a simple vista). El fenómeno de reabsorción del hueso es más precoz y acelerado a nivel de los huesos en que predomina la estructura trabecular, de ahí que las modificaciones de la arquitectura del esqueleto se observe primero y sea más evidente en sectores donde hay mayor proporción de este tipo de hueso, como es el caso de la columna vertebral. Sólo más tarde en la vida se observan las consecuencias del debilitamiento de los huesos largos, donde predomina la estructura compacta.

En su conjunto, cuando se pierde calcio, los huesos se vuelven más porosos, son mayores los espacios libres, los poros o agujeros que hay entre las trabéculas, de ahí el nombre de osteoporosis con que se denomina a esta situación.

FRACTURAS.
Si la pérdida progresiva de calcio no se detiene con alguno de los tratamientos que serán comentados más adelante, llega un momento en que la resistencia del esqueleto se ve comprometida. Hemos alcanzado el llamado "umbral de fractura", por debajo del

cual, frente al traumatismo ejercido por una caída o un golpe, el hueso se rompe (fractura) y esto sí es evidente para la mujer y le ocasiona sufrimientos y consecuencias, algunas de las cuales pueden ser muy graves.

Si se observan qué tipo de fracturas son las más frecuentes a lo largo de los años, se advierte la siguiente secuencia:

1. Las primeras en manifestarse entre los 50 y 60 años son las de muñeca (fracturas de Colles), que, si bien sueldan con un yeso, pueden dejar dificultades para la movilización y el uso de las manos. Su frecuencia obedece a que en las caídas, el sujeto procure proteger la cara y la cabeza y aminorar el golpe, anteponiendo el brazo, que resulta de este modo el sector que recibe el mayor impacto y el que tiene más probabilidad de ceder, fracturándose.

Siempre que veamos a una mujer con un brazo en cabestrillo, pensemos que, hasta demostración de lo contrario, padece osteoporosis.

2. Entre los 60 y 70 años, empiezan a observarse las fracturas de vértebras.

A raíz de un movimiento brusco, de una caída en posición sentada, de un esfuerzo para levantar un peso, la mujer experimenta un dolor agudo en la espalda. Es frecuente que no se les preste mayor atención, que se empleen analgésicos comunes, cremas o geles anti inflamatorios locales o que se recurra a la fisioterapia.

Lo habitual es que el dolor vaya cediendo en el curso de las semanas siguientes hasta desaparecer. El episodio se olvida, hasta que sobreviene otro, a veces más intenso, que la obliga a hacer reposo o a adoptar una posición especial, fuera de la habitual, o a evitar determinados movimientos para no sentir dolor.

Si en ese momento consulta al médico y éste ordena la realización de una radiografía, se advierten algunas de las siguientes modificaciones en la forma de las vértebras:

- O bien sus caras superior e inferior se han vuelto cóncavas, por lo que el espacio que las separa (espacio intervertebral) ha adquirido forma de pescado;

- o bien ha disminuido su altura en la parte anterior, por lo que la vértebra, de perfil, tiene aspecto de cuña con la punta hacia adelante;

- o bien todo el cuerpo de la vértebra se ha aplastado, como el queso de un sándwich, entre las dos vértebras vecinas.

A esta altura ya se aprecian algunos cambios en el aspecto físico:

- la estatura comienza a disminuir, la mujer va perdiendo altura, con la particularidad de que se reduce la distancia entre la cabeza y la pelvis, en tanto que permanece incambiada la longitud de las piernas. Es habitual ejemplificar esta situación diciendo que, teniendo la misma altura que las demás si están de pie, al sentarse en torno a una mesa, las personas con osteoporosis quedan con la cara más cerca del plato de comida.

- a esto se agrega un progresivo pero notorio encorvamiento de la columna; la espalda se curva con la convexidad hacia atrás (cifosis) y en la región lumbar lo hace hacia adelante (lordosis). El borde inferior de las costillas desciende y llega casi a tomar contacto con la pelvis, mientras que las vísceras del abdomen son empujadas hacia adelante y abajo, por lo que el vientre se vuelve abultado, aun cuando la mujer no sea obesa.

De modo que si Ud. observa que poco a poco está más baja y agachada hacia adelante y siente dolores de espalda, piense que la osteoporosis está afectando la columna vertebral.

3. De los 70 años en adelante, los huesos más afectados son los fémures, sobre los que descansa el peso del cuerpo y que a nivel de un sector más fino de su extremo superior, llamado cuello del fémur, sufren fracturas. Las mismas ocurren a raíz de caídas, a veces simples tropezones, que son más frecuentes a esta edad por los cambios en la actitud el cuerpo antes descriptos, así como por la pérdida de agilidad y equilibrio que se observa después de cierta edad.

Hoy día las fracturas de cuello de fémur, comúnmente llamadas "fracturas de cadera", se tratan exitosamente mediante cirugía y son muchos los pacientes que se recuperan. No obstante, una proporción significativa de ellos quedan invalidados o con dificultades para movilizarse por el resto de su vida y dependen de otras personas para el cuidado de sí mismos. Un 10% de las personas que sufren una fractura de cadera, mueren en el curso de los 6 meses siguientes al accidente, a consecuencia de complicaciones debidas a la inmovilización y a la agresión quirúrgica que el tratamiento conlleva y otro porcentaje similar queda en situación de invalidez y pierde su independencia para vivir.

Si Ud. tiene en cuenta que este tipo de complicaciones pueden ser evitadas, previniendo la osteoporosis mediante ejercicios físicos y con la simple administración de HTR y calcio muchos años antes, quizás se decida a consultar cuanto antes y a iniciar hoy este tratamiento.

¿COMO SABER SI UD PUEDE PADECER EN EL FUTURO O YA TIENE UNA OSTEOPOROSIS?

Los siguientes son algunos de los factores que indican que una mujer pertenece al grupo de riesgo de osteoporosis:

1) Si tiene un aspecto grácil y delicado, si es delgada, de miembros finos, de piel y cabellos claros.

2) Si es fumadora y toma café o alcohol.

3) Si no recibe suficiente calcio en la alimentación, es alérgica a la leche o tiene intolerancia a la lactosa y no se expone regularmente al sol.

4) Si realiza menos de una hora semanal de ejercicios (caminata, bicicleta, gimnasia aeróbica).

5) Si tiene un aumento de la función de la glándula tiroides (bocio con hipertiroidismo) de la paratiroides (hiperparatiroidismo) o de la glándula suprarrenal.

6) Si ha sufrido una operación quirúrgica del estómago o de los intestinos.

7) Si toma hormona tiroidea, corticoides o recibe heparina o anti convulsionantes.

8) Si en su familia (abuelas, madre, hermanas) tiene antecedentes de osteoporosis.

9) Si ha tenido menstruaciones espaciadas o ha pasado lapsos largos sin menstruar.

10) Si ha dejado de menstruar, en especial si la menopausia ha tenido lugar antes de la edad en que habitualmente ocurre y tanto más si ha transcurrido un período prolongado sin recibir HTR.

DIGANOSTICO DE LA OSTEOPOROSIS.

Puesto que una radiografía simple del esqueleto mostrará la disminución de la densidad de los huesos o cambios en su forma cuando ya se ha perdido más del 30% de la masa ósea, este método es un recurso tardío para diagnosticar la osteoporosis.

Es preciso recurrir a análisis que permitan detectar más precozmente la enfermedad.

Algunos médicos solicitan análisis de sangre y orina para conocer la concentración de una serie de sustancias que, o bien influyen en el proceso de mineralización/desmineralización del hueso, o bien aparecen como consecuencia de los fenómenos de formación o destrucción ósea. Una variación de cualquiera de ellas, por tanto, sugiere que se ha puesto en marcha el proceso, lo que significa que se ha iniciado la pérdida ósea. Entre esos marcadores están:

- la concentración de calcio y de fósforo en sangre y orina (casi siempre normales),
- la prueba de absorción y excreción de calcio (PAYEC), la eliminación de hidroxiprolina por la orina, que es un indicador de la destrucción del colágeno,
- la concentración de deoxipiridinolina y de los n-telopéptidos en orina, que son marcadores muy específicos de la segmentación del colágeno de los huesos,
- la fosfatasa alcalina en sangre, indicadora de reabsorción ósea,
- la osteocalcina en sangre, marcador de la formación de hueso, pero que, paradójicamente se encuentra también aumentada cuando hay osteoporosis,
- la concentración de hormona paratiroidea y de tirocalcitonina en sangre
- el nivel sanguíneo de vitamina D

El estudio que más frecuentemente se realiza, por ser confiable, sencillo y económico, es la determinación de los péptidos terminales del colágeno en orina. Da una idea (como una fotografía instantánea) de la actividad de los osteoclastos, si está elevado indica que la reabsorción ósea está ocurriendo a un ritmo mayor que el normal. A lo largo del tratamiento de la osteopenia o de la osteoporosis, los marcadores urinarios constituyen indicadores muy fieles de la respuesta a la terapéutica; de modo que si se los mide con un intervalo no menor de tres meses se puede saber si estamos haciendo algo útil por el esqueleto, o si es preciso modificar el tratamiento.

También se emplean una serie de estudios que tienen por objeto medir directamente la densidad de algunos huesos (columna, radio, fémur). Se trata de la densitometría ósea, que puede hacerse mediante:

- tomografía axial computada (osteo – CT): mide la concentración de calcio por centímetro cúbico de tejido esponjoso a nivel de los cuerpos vertebrales),

- absorbimetría bifotónica: determina la densidad de los huesos a nivel de la muñeca,

- absorbimetría de doble haz de rayos X (DEXA). Esta última técnica es sencilla (ya que requiere únicamente unos 4 minutos para su realización), exacta (puesto que permite saber los gramos de calcio por centímetro cuadrado que contiene un determinado sector del esqueleto, ya se trate de hueso esponjoso o compacto) e inocua (puesto que implica una radiación mínima, muy inferior a las de cualquier radiografía, por lo que puede repetirse las veces que sea necesario, sin ningún riesgo) y económica. (Ver Capítulo XX).

- Densitometría ultrasónica: hace posible determinar la elasticidad y resistencia del esqueleto (Stifness index), eligiendo como muestra para medir, un sitio significativo, como es el hueso del talón, que está compuesto en partes iguales por tejido esponjoso y compacto y que está casi siempre sometido a la acción de la fuerza de gravedad. Si bien el procedimiento no tiene la exactitud de los descritos previamente, es de utilidad para identificar en una gran población de mujeres, a aquéllas que tienen tendencia a la pérdida acelerada de calcio. Se trata de una tecnología muy económica y rápida, que no excluye, sino que se complementa con las anteriores, con cuyos resultados coincide en un alto porcentaje de los casos.

- Cómo interpretar los resultados de una densitometría?

El valor obtenido se refiere a una curva confeccionada con las medidas observadas en una población de mujeres de diferentes edades supuesta normal. Se comprueba si cae a nivel, por encima o por debajo del valor normal esperado, y cuánto se aleja del mismo en este último caso.

Para hacer el diagnóstico, se tiene en consideración la diferencia entre la medida hallada y la que corresponde a una mujer de 35 años, con las variaciones esperadas para cualquier constante biológica (T-Score).

Si los valores son iguales, la densidad ósea es normal. Si se halla dos veces y media o menos por debajo, se habla de osteopenia (osteo, hueso; penia, disminución). Si la medida cae por debajo de ese rango, se llega a la conclusión de que la persona tiene osteoporosis, o sea que es más probable que, frente a un traumatismo, la resistencia no sea suficiente y ocurran fracturas.

Si se emplea un procedimiento que permite medir la densidad ósea en diferentes sitios del esqueleto, es posible que los valores caigan en el rango de osteopenia en un lugar y de osteoporosis en otro, lo cual es razonable, dado que la velocidad de la pérdida de calcio es mayor en los huesos con mayor proporción de estructura esponjosa en su composición que los que tienen más tejido compacto.

Es importante hacer una densitometría a la edad de la menopausia, en especial si existen factores de riesgo para padecerla.

Si la densitometría es normal, así como también los marcadores de reabsorción en orina, es de suponer que no estamos frente a una perdedora rápida de calcio. Conviene repetir el estudio no antes de un año; si lo hiciéramos con más frecuencia, no sacaríamos conclusiones valederas, ya que la exactitud del aparato no es tan grande como para detectar variaciones menores a uno por ciento por año; por esta razón ello no estaría económicamente justificado.

Si la densidad ósea es normal, pero los marcadores óseos están elevados, cabe la posibilidad de que se esté perdiendo calcio, aun cuando esta pérdida no haya sido suficiente como para ocasionar un debilitamiento del esqueleto de entidad como para ponerlo en evidencia por la densitometría. Es preciso investigar más a fondo e instaurar las medidas necesarias para detener el proceso en esta fase inicial de su desarrollo.

Si la densidad ósea está disminuida y los marcadores muestran una reabsorción ósea exagerada, estamos seguramente frente a un caso de riesgo, que debe ser tratado según se verá más adelante.

EJERCICIO PARA EVITAR LA OSTEOPOROSIS. (Ver también Cap. XXX).

El tratamiento preventivo de la osteoporosis comprende una serie de medidas tendientes a modificar hábitos de vida o de alimentación. Estos cambios, hágalos cuanto antes e inculque en las mujeres jóvenes, que todavía no encaran el tema de la menopausia, el concepto de que con esto pueden aumentar su capital de hueso y evitar muchos trastornos en el futuro.

El ejercicio físico es esencial, pero es preciso ser cuidadoso.

- Inícielo progresivamente, ya que, en particular si no está habituada a hacerlo, podrá experimentar dolores musculares, problemas en las articulaciones o complicaciones cardíacas. Si tiene ya un esqueleto con un contenido de calcio disminuido y mayor fragilidad, tenga en cuenta que el ejercicio exagerado puede determinar fracturas. No debe recluirse y quedar inmóvil, sino iniciar una actividad guiada por un técnico.

- Haga un control médico antes de iniciar un programa de ejercicios y solicite consejo a su doctor acerca del tipo de actividad física que más le conviene.

- Comience con una etapa de "calentamiento" durante algunos minutos. Realice luego su programa, que puede ser una caminata de 40 minutos tres veces por semana o bien una serie más completa de ejercicios, que pongan en acción diferentes grupos musculares.

- Recuerde hidratarse y nutrirse adecuadamente; con la transpiración pierde agua y sales minerales (que son imprescindibles para el normal funcionamiento del organismo) y la actividad muscular consume calorías, por lo que requiere de los hidratos de carbono como "combustible".

- Finalice cada sesión de ejercicio con una etapa de "enfriamiento progresivo".

En otras palabras, el ejercicio es beneficioso, pero debe adaptarse a sus posibilidades y necesidades, debe ser mesurado y realizarse en condiciones y con precauciones para evitar consecuencias desagradables, que pueden desanimarla y determinar que no lo continúe durante toda la vida.

DIETA PARA COMBATIR LA OSTEOPOROSIS.
(Ver también Cap. XXIX).

- Deje de fumar, de consumir café, alcohol y bebidas "colas". Suprima las medicaciones que pueden perjudicar al hueso, como los antiácidos, los corticoides, el exceso de hormona tiroidea, los anticoagulantes tipo heparina.

CALCIO.

- Recuerde que antes de la menopausia la cantidad necesaria de calcio en la dieta para mantener el equilibrio entre lo que ingresa y lo que se elimina del organismo es de 1 gramo al día y que luego del cese de la menstruación la misma asciende a 1 gramo y medio diario. Si recibe HTR basta con 1 gramo. Casi todas las mujeres, cualquiera sea su edad, reciben con la alimentación una cantidad del calcio insuficiente, que muchas veces no llega a la mitad de lo requerido. Por eso es preciso aprender a elegir los alimentos más ricos en calcio y recibir suplementos de calcio para estar más próximos al estado de equilibrio.

Sin duda, los alimentos que contienen más calcio y que además son ricos en proteínas son la leche y sus derivados. Lamentablemente hay una cierta proporción de personas, que aumenta con la edad, que tienen dificultades para la digestión de los productos lácteos, por insuficiencia de una enzima que hace posible su absorción intestinal y que se denomina lactasa. En estos casos habrá de recurrirse a otros alimentos también ricos en calcio o a los suplementos medicamentosos.

En la siguiente lista, se presenta el contenido en calcio de diferentes alimentos:

Alimento	Porción	Calcio
Leche entera	1 taza	291 mgs
Leche descremada	1 vaso	302 mgs
Yogurt, entero	1 vaso	274 mgs
Yogurt, descremado	1 vaso	452 mgs
Queso suizo	28,35 grs	272 mgs
Sardinas enlatadas	28,35 grs	371 mgs
Salmón enlatado	28,35 grs	167 mgs
Ostras	1 vaso	226 mgs
Brócoli (cocido)	1 vaso	180 mgs
Nabo (cocido)	1 vaso	198 mgs
Coles (cocidas)	1 vaso	148 mgs

PROCURE INCLUIRLOS EN SU DIETA!

COMPLEMENTO DE CALCIO.

Es preciso, casi siempre, agregar un complemento en forma de pastillas de calcio. Es preferible el "citrato" de calcio. Aunque no se absorben tan bien, pueden emplearse el "carbonato" o el "fosfato" de calcio.

- Procure fraccionar la toma en dos o tres veces y hacerlo con las comidas para mejorar la absorción.

- Tenga presente que cuando se alimenta con dietas ricas en fibras vegetales, éstas son beneficiosas para mejorar el tránsito intestinal, dado que lo aceleran, pero pueden disminuir el aprovechamiento del calcio.

- Si toma antiácidos que contienen aluminio, esta sustancia se une al calcio en el intestino y reduce su pasaje a la sangre, de modo que observe las etiquetas para descartar los medicamentos que lo contienen.

- Recuerde que las dietas de adelgazamiento con pocas calorías determinan acidosis que favorecen la eliminación de calcio por el riñón.

- Procure disminuir las proteínas de origen animal si las consume en exceso, dado que bloquean la absorción del calcio.

VITAMINA D.

La vitamina D es muy importante para que el calcio pase del intestino a la sangre. En una dieta balanceada hay siempre cantidad suficiente de esta sustancia. Sin embargo, si su exposición al sol no es suficiente, y a pesar de que vivimos en un país soleado, no es raro encontrar déficits ligeros de esta vitamina. Por otra parte, la cantidad requerida es poca, de manera que, sobre todo si tiene más de 60 años, puesto que también la edad se asocia a una disminución de la eficacia del transporte intestinal del calcio, no está de más que tome entre 400 y 800 unidades internacionales al día. Esto es sencillo, pues la mayoría de los preparados farmacológicos de calcio asocian ahora la vitamina D necesaria. Ese aporte es particularmente útil en los meses de invierno. Sin embargo, debe advertirse contra el uso en exceso de esta vitamina, que puede tener un efecto contrario al deseado.

HTR convencional con Estrógenos y Gestágenos.(Ver también Cap. XII y XIV).

Ya vimos como a partir de la menopausia se produce una pérdida más acelerada de hueso, la razón de esto es la pérdida de los estrógenos.

* Cuando los estrógenos y gestágenos (que tienen un efecto beneficiosos sobre el hueso cuando se dan juntos) comienzan a administrarse (HTR) poco después de la menopausia, dicha disminución no ocurre y la densidad ósea se mantiene.

* Por cualquier vía y aun cuando se los emplee en dosis bajas, tienen acción protectora del esqueleto

* En el momento en que la HTR se interrumpe, comienza inmediatamente la disminución del calcio en los huesos, por eso es importante que se convenza que debe continuar el tratamiento por un largo tiempo si desea mantener el efecto protector sobre el esqueleto, del mismo modo que ya habíamos visto que ocurre con la acción preventiva de las enfermedades cardiovasculares.

En consecuencia, parece recomendable continuar la HTR al menos durante diez años después de la menopausia. Aunque en este momento pueda parecerle excesivo, no se arrepentirá de esta decisión cuando llegue a los 80.

* Si ya han transcurrido varios años después del cese de sus menstruaciones, el inicio tardío de la HTR también detiene la pérdida de densidad ósea, aunque no siempre permite recuperar lo que ya se ha perdido. De ahí que podemos afirmar que nunca es demasiado tarde para recurrir a las hormonas y salvaguardar al esqueleto de mayor deterioro.

* Si está recibiendo HTR sus necesidades de calcio son iguales a la de una mujer pre menopaúsica: alrededor de 1 gramo por día.

HTR no convencional

• La Tibolona es un esteroide sintético, que tiene acciones estrogénicas, progestacionales y también levemente androgénicas, y que ha demostrado tener –además de los restantes efectos conocidos de los estrógenos y sin influencia proliferativa sobre el endometrio acción beneficiosa sobre el hueso, evitando su reabsorción.

• SERM. En los últimos años, se han desarrollado en los laboratorios una serie de sustancias, conocidas genéricamente como moduladores selectivos de los receptores estrogénicos o por su sigla en inglés SERM (selective estrogen receptors modulators). Tienen la propiedad, como se verá en detalle en el Capítulo, de actuar como estrógenos a nivel del aparato cardiovascular y del esqueleto, protegiéndolos, pero, al mismo tiempo, de tener una acción anatiestrogénica sobre la glándula mamaria y el endometrio, protegiéndolos también. El último de los producidos es el Raloxifeno, que se emplea en la prevención y tratamiento de la osteoporosis.

• Fito estrógenos. Sustancias presentes en el reino vegetal. Las más conocidas son las isoflavonas, contenidas en la soja y sus derivados y los lignanos, hallados en las semillas y alimentos integrales. Como se verá en el Capítulo se trata de SERM naturales, que pueden ingresar al organismo como alimentos o bien como complementos preparados en el laboratorio. Tienen una acción protectora sobre el esqueleto, lo que daría cuenta de por qué las poblaciones, como la japonesa, que consumen altas dosis de estas sustancias en la alimentación (150 gramos por día) tienen una incidencia menor de osteoporosis

• Tirocalcitonina. Es una hormona producida en la glándula tiroides, que se administra por inyecciones o por inhalaciones nasales, diariamente. Tiene por acción frenar la actividad de los osteoclastos y por consiguiente la reabsorción de los huesos. Es cara y puede ocasionar molestias digestivas, como náuseas, vómitos, dolores abdominales, los que no siempre permiten continuar el tratamiento. Debe asociarse con un suplemento de calcio. Suele mejorar rápidamente los dolores que determina la osteoporosis.

• Hormona paratiroidea. Si bien se sabe que tiene acción promotora de la reabsorción del hueso en condiciones fisiológicas, se ha comprobado que su empleo, en dosis pequeñas y repetidas, puede mejorar la densidad ósea. No forma parte de los tratamientos convencionales.

TRATAMIENTOS NO HORMONALES DE LA OSTEOPOROSIS.

• Bifosfonatos. Son sustancias, de las que las más usadas son el Alendronato y Residronato, que inhiben la reabsorción ósea. Se emplean por boca, todos los días o una dosis semanal única, en ayunas y de pie para evitar la irritación esofágica.

• Flúor. Este producto, cuyo efecto sobre la dentadura es bien conocido, también puede emplearse para el tratamiento de la osteoporosis. Está indicado en las personas que tienen una densidad mineral ósea reducida debido al uso prolongado de corticoides. Los efectos del flúor sobre el esqueleto son notables, no obstante, algunos dudan de su eficacia para prevenir las fracturas, ya que si bien produciría huesos densos, quizás fueran al mismo tiempo más frágiles.

CAPITULO XII. HORMONOTERAPIA DE REEMPLAZO (HTR): ESTROGENOS Y PROGESTAGENOS.

La hormonoterapia de reemplazo o de sustitución consiste en la administración de las hormonas ováricas que disminuyen o desaparecen después de la menopausia. Lo que se procura es volver a las mismas condiciones en que estaba la mujer durante la fase reproductiva cuando el ovario funcionaba normalmente.

CONTESTANDO ALGUNAS OBJECIONES.

Es frecuente que se diga que este tratamiento es antinatural, que implica contrariar un fenómeno natural que es la menopausia. Pero, tengamos en cuenta que la sobrevida después de la interrupción de las menstruaciones es un fenómeno nuevo, consecuencia de los adelantos de la medicina, que han permitido prolongar la existencia más allá de lo natural. En efecto, pocas son las hembras en la escala zoológica que continúan viviendo después de finalizada su vida reproductiva.

Antes de 1900, escasas mujeres vivían más de 50 años. De modo que en el siglo XX se ha asistido a una prolongación de la vida que hace que la mujer pase una tercera parte de ella en etapa pos reproductiva. Se puede por lo tanto ahora, observar las consecuencias que tiene la falta de hormonas ováricas sobre diferentes órganos del cuerpo, muchos de las cuales provocan enfermedades que comprometen la vida y -sobretodo- la calidad de vida en ese período.

Nadie duda que cuando el ojo pierde agudeza visual es necesario usar lentes de aumento para corregir el defecto y restaurar esa función a la normalidad.

Nadie tiene reparos para suministrar prolongadamente insulina a los diabéticos cuando el páncreas disminuye la producción de esta hormona, en forma tal de recuperar la normalidad y evitar las consecuencias que esto tiene a largo plazo sobre las arterias de la retina, del riñón o de los miembros.

Resulta claro que si una persona presenta una insuficiencia en el funcionamiento de la glándula tiroides o de la suprarrenal, debe administrársele hormona tiroidea o suprarrenal por el tiempo que sea necesario, habitualmente de por vida.

En consecuencia, ¿por qué oponerse a la terapéutica con estrógenos y progestágenos, durante períodos largos, en mujeres cuyos ovarios han dejado de producirlas? ¿Qué argumentos son los que impiden restaurar de este modo la situación normal, propia de la mujer en etapa pre menopaúsica?

LA HTR PROCURA RESTAURAR LAS CONDICIONES NORMALES EN LA PREMENOPAUSIA.

Se utilizan hormonas naturales, o sea las mismas que segrega el ovario desde la menarca a la menopausia, de modo tal que circulen por la sangre en cantidades similares a las halladas durante el ciclo menstrual.

Los estrógenos presentes en la sangre durante la vida reproductiva son el estradiol (que es el más potente y abundante), la estrona y el estriol (que son más débiles y escasos). Los que se emplean en el tratamiento son los mismos: el 17-Beta-Estradiol y los estrógenos equinos conjugados, que reciben este nombre porque se obtienen de la orina de yeguas preñadas y que contienen gran variedad de sustancias, entre ellos estrona.

ESTROGENOS POR VIA ORAL.

- Los estrógenos pueden administrarse por vía oral, en forma de comprimidos, diariamente.

Se dispone tanto de estradiol, en dosis de 1 y 2 mgrs, como de estrógenos equinos conjugados, en dosis de 0,625 y 1,25 mgrs..

ESTROGENOS A TRAVES DE LA PIEL.

Disponemos de estradiol en forma de gel y de parches. Estos últimos se adhieren a la piel del abdomen, nalgas o miembros y liberan la hormona, que pasa a través de la piel a la sangre. Las dosis disponibles abarcan un amplio abanico, de 25, 37,5, 50, 75 y 100 microgramos. Se cambian una o dos veces por semana (según que se trate de un parche tipo matriz o con reservorio, respectivamente), alternando el sitio de aplicación.

ESTROGENOS EN IMPLANTES DEBAJO DE LA PIEL.

Desde largo tiempo atrás se han utilizado pequeñas "perlas" o "pellets" de estradiol, que se implantan debajo de la piel de la espalda o de los brazos, a través de una pequeña incisión que efectúa el ginecólogo bajo anestesia local. Allí quedan y se van reabsorbiendo progresivamente, con lo que su efecto se prolonga por espacio de varios meses. En Europa, sobretodo en Inglaterra, continúan empleándose y es posible que en un futuro constituyan un recurso más frecuente entre nosotros. Son similares a los implantes de norgestrel que describiremos entre los métodos anticonceptivos (ver Capítulo XXI).

ESTROGENOS VAGINALES.

Es frecuente que, a los efectos de tratar las molestias vulvares y vaginales, se empleen óvulos o cremas de estradiol, de estriol (el estrógeno más débil) o de estrógenos equinos conjugados, que se colocan en la vagina diariamente o algunos días por semana, preferentemente antes de dormir. La acción sobre la irritación, la sequedad o las molestias sexuales es rápida y evidente. Aunque las formas disponibles en nuestro mercado tienen sólo una acción local, las hormonas pueden alcanzar la circulación a través de la mucosa vaginal. De ahí que, utilizando las dosis adecuadas la vía vaginal puede emplearse para la administración de hormonas, no sólo por su efecto local, sino para lograr el mejoramiento de los sofocos y la protección del aparato cardiovascular y del hueso.

ESTROGENOS EN INYECCIONES.

Hay estrógenos que son derivados de los naturales y usualmente están asociados con hormonas masculinas (andrógenos) débiles, que se administran en forma de inyectables, una vez por mes o cada 45 días. Se depositan en la grasa del cuerpo, desde donde son liberadas de a poco a la sangre.

Este sistema tiene varios inconvenientes: una vez realizada la inyección no puede retirarse la hormona del organismo hasta que éste no finalice de utilizarla y la consuma; no hay concentraciones estables, sino que se produce un pico máximo de hormonas en sangre inmediatamente después de la inyección, que ocasiona síntomas molestos por exceso de hormonas y luego la concentración progresivamente va disminuyendo.

Debido a los andrógenos que contienen pueden observarse los efectos propios de estas hormonas: aumento de peso, acné, incremento del vello, cambios del tono de la voz.

Se trata de preparados que fueron utilizados ampliamente en el pasado, pero que han sido ya retirados.

ASOCIACION DE ESTROGENOS Y PROGESTAGENOS.

A las mujeres a las que se les ha extirpado el útero, que son una minoría de Uds., es suficiente administrarles sólo estrógenos. Con ellos se obtendrán todos los beneficios enumerados en los Capítulos previos y no tendrán ninguna complicación.

En las que conservan intacto el aparato reproductor, los estrógenos deben asociarse con progesterona, para evitar que el endometrio (revestimiento interior del útero) crezca exageradamente y desarrolle tumores (ver Capítulo XVI).

Las dificultades existentes en el pasado para conseguir que la progesterona natural fuese activa cuando se administra por boca, llevaron a emplear derivados muy similares a la misma , tanto en su composición química y como en sus efectos, que se denominan genéricamente progestágenos. El más usado es el acetato de medroxi-progesterona, que se presenta en comprimidos de 5 y 10 mgs.

También puede utilizarse el acetato de noretisterona, que tiene cierta similitud con la hormona masculina, la testosterona y que viene en comprimidos de 5 y 10 mgs., aunque las dosis necesarias son sólo de 1 a 2,5 mgrs.. También se dispone de otros gestágenos, como la medrogestona o la didrogesterona. Sin embargo, desde hace pocos años, se puede recurrir a progesterona natural micronizada, una forma que permite administrarla por vía oral o vaginal, consiguiendo en ambos casos concentraciones adecuadas para ejercer con garantías el control perseguido sobre la proliferación endometrial.

Como alternativa adicional, también se cuenta con la Tibolona, que se un preparado sintético, que tiene acciones estrogénicas, progestacionales y débilmente androgénicas. Tiene todas las ventajas conocidas de los estrógenos, y, dado que no estimula al endometrio, no produce sangrados. Es de elección en mujeres que han tenido su menopausia un año atrás o más. Suele ser muy bien tolerada.

Se la emplea en comprimidos, que se toman diariamente.

Ya vimos en el Capítulo II que durante el ciclo ovárico normal, los estrógenos están presente durante todo el tiempo y que la progesterona aparece luego de la ovulación, momento a partir del cual el cuerpo amarillo la segrega durante los últimos 14 días, hasta que comienza la siguiente menstruación. Para lograr con las hormonas que administraremos una situación lo más parecida posible al ciclo natural, pueden indicarse del modo siguiente:

ESQUEMA I:
Los estrógenos,
- estrógenos (estradiol o estrógenos equinos) 1 comprimido por día durante 21 días;
- parches de estradiol, 1 o 2 veces por semana (según el tipo de parches empleado) durante 3 semanas (3 o 6 parches);
- gel de estradiol, 1 vez al día
- estrógenos (equinos conjugados, estradiol o estriol) en forma de crema vaginal (dos gramos dos veces por semana), comprimidos u óvulos durante 21 días;

Los gestágenos,
- preferentemente progesterona micronizada (dos comprimidos diarios, vía oral o vaginal, o crema vaginal) o acetato de medroxiprogesterona (1 comprimido de 5 mgs.), conjuntamente con los estrógenos durante los últimos 14 días;
- en la misma forma que el anterior: acetato de noretisterona 1 comprimido de 1 a 2,5 mgs. Descanso de ambos durante una semana, período durante el cual ocurrirá un sangrado tipo menstrual, al desprenderse el endometrio que hasta ese momento había sido estimulado por las hormonas que habíamos administrado.

Ya que algunas pacientes refieren un incremento de sus molestias (calores, sudoración, insomnio, nerviosismo) durante la semana de descanso, puede preferirse este otro esquema:

ESQUEMA II:
- estrógenos, en forma ininterrumpida durante todo el mes;

- gestágenos, durante los primeros 14 días de cada mes;
- el sangrado, si ocurre, se presentará inmediatamente después de finalizada la toma de los gestágenos.

RAZONES PARA ACEPTAR SEGUIR MENSTRUANDO.
Muchas mujeres, en especial aquellas que ya han dejado de menstruar, oponen resistencia a continuar con los sangrados. Estas pacientes manifiestan que desean pasar por la menopausia, precisamente para liberarse de la "esclavitud" de la menstruación y de las molestias que esta ocasiona.

Probablemente, la mayoría de las que así piensan cambien de opinión, si el médico dedica cierto tiempo para explicarles:

1) que el sangrado que ocurre en fecha previsible a consecuencia del tratamiento hormonal, es un indicador de que las hormonas están produciendo el efecto deseado, que es evidente a nivel del endometrio y que éste es la garantía de las otras acciones silenciosas, por medio de las cuales estos medicamentos preservan al organismo de serias complicaciones futuras.

2) Que el sangrado, que corresponde a la descamación del revestimiento interno del útero, evita que éste se desarrolle exageradamente y termine provocándoles una hiperplasia o un cáncer a ese nivel (Ver Capítulo XVI).

3) Que el sangrado no significa que nuevamente son fértiles, puesto que, aun cuando lo presenten, ya no ovulan y, en consecuencia, no pueden quedar embarazadas, por lo que no se requieren cuidados anticonceptivos.

4) Que aquella mujer que continúa sangrando mensualmente, no tiene ningún problema aunque hayan trascurrido muchos años después de la menopausia, siempre que esto ocurra en la fecha prevista.

Si, pese a estos argumentos, el sangrado periódico constituye un obstáculo para que la mujer acepte iniciar y continuar largo tiempo la HTR, puede recurrirse a un tercer esquema de administración de las hormonas:

ESQUEMA III:
- estrógenos, en forma continua, ininterrumpida.
- gestágenos, en forma continua, sin descansos, pero a la mitad de la dosis utilizada en los esquemas presentados previamente.

En este caso, la mayoría, aunque puede tener sangrados, por lo general escasos pero repetidos en cualquier momento durante los primeros tres meses de tratamiento, dejan de presentarlos después, siempre que no interrumpan ninguno de los dos medicamentos. Esto es debido a que, por acción de los gestágenos, el endometrio se atrofia y ya no descama ni se desprende.

ESQUEMA IV:
Estrógenos en forma continua. Gestágenos dos veces por semana en ciclos de tres días sí y tres días no. De este modo el sangrado suele no ocurrir.

ESQUEMA V:
Estrógenos en forma continua. Gestágenos catorce días cada tres meses (que puede ser en cada cambio de estación: marzo, junio, setiembre y diciembre). Los sangrados ocurren cuando se finaliza cada serie de gestágenos.

CAPITULO XIII. HORMONOTERAPIA DE REEMPLAZO (HTR): ANDROGENOS.

En la mujer, antes de la menopausia, los ovarios producen como hemos visto, estrógenos y progesterona. Pero también segregan hormonas masculinas (andrógenos), aunque en una cantidad mucho más reducida de lo que sintetizan los testículos en el varón. Se los denomina testosterona y androstenediona.

También las suprarrenales –tanto en mujeres como en varones- producen andrógenos y uno, que es de muy escasa potencia, pero que tendría funciones importantes, es la dehidroepiandrosterona, más conocida como DHEA.

Cuando sobreviene la menopausia espontánea, las hormonas femeninas declinan, con todas las consecuencias que han sido analizadas hasta ahora. Los andrógenos continúan produciéndose, hasta que llega un momento en que también bajan, en un lapso variable después de la menopausia. Esta etapa puede denominarse la andropausia femenina.

Si los ovarios se extirpan quirúrgicamente o si su función es suprimida por radiaciones o quimioterapia (menopausia artificial), todas las hormonas, incluidos los andrógenos, desaparecen en forma brusca y total: la menopausia es simultánea con la andropausia.

Tanto en hombres como en mujeres, y en éstas independientemente del momento de la menopausia, se produce una disminución progresiva de la DHEA, que podría contribuir a la aparición de algunos fenómenos relacionados con el envejecimiento. Este fenómeno se conoce como adrenopausia.

En suma existen tres fenómenos, vinculados en el tiempo, pero no necesariamente dependientes entre sí: el decaimiento de las hormonas femeninas de los ovarios, el de las hormonas masculinas de este mismo origen y el de los andrógenos producidos por las glándulas suprarrenales.

SINDROME DE DEFICIT ANDROGENICO.

Susan Rako, una psiquiatra de Boston, fue la primera en señalar un hecho, que luego ha sido refrendado universalmente por la observación clínica.

Existen algunos síntomas vinculados a la falta de andrógenos en la mujer: es el denominado síndrome de déficit androgénico y se caracteriza por:
- adelgazamiento,
- disminución de las masas musculares (sarcopenia),
- disminución de fuerzas (astenia),
- afinamiento de la piel,
- disminución de la abundancia del vello y del cabello
- disminución de la libido (astenia sexual).

Este cuadro –que afecta mucho la calidad de vida de las mujeres que lo padecen- debe investigarse cuidadosamente por el interrogatorio y el examen, e incluso su estudio puede completarse mediante análisis, para medir la concentración de andrógenos en sangre.

Muchas veces estas mujeres son diagnosticadas y tratadas como que padecieran una depresión, mientras que, si se las analiza convenientemente, se observa que en realidad están motivadas, tienen proyectos e ilusión, pero lo que no tienen, o pierden a poco de iniciar cualquier actividad, son las energías, las fuerzas para llevarlas a la práctica.

El síndrome de déficit androgénico se presenta en forma espontánea en algunas mujeres, cierto tiempo después de la menopausia. En las que son sometidas a castración (quirúrgica, radiante o por quimioterapia), es mucho más notorio y precoz, coincidiendo con el síndrome climatérico.

TRATAMIENTO CON ANDROGENOS.

Lo primero a señalar es que este no suple sino que complementa a la HTR que hemos visto hasta ahora. Esto es importante a destacar, ya que si la mujer en tratamiento tiene útero, debe recibir, además de estrógenos y andrógenos, los progestágenos necesarios para la protección del endometrio.

Esta modalidad de hormonoterapia de sustitución consiste en la administración de testosterona en muy pequeñas dosis. Personalmente preferimos evitar la vía oral, ya que, de ser administrados de este modo, los andrógenos pasan en primera instancia por el hígado, con lo que pueden reducir o anular algunos de los efectos beneficiosos de los estrógenos (especialmente sobre el colesterol y las lipoproteínas). Por eso los utilizamos en forma de inyecciones de depósito intramusculares o de geles de absorción transdérmica.

En otros países existe larga experiencia con la utilización de parches cutáneos y de "pellets" subcutáneos de testosterona.

En nuestra experiencia, la utilización de andrógenos es particularmente importante en las mujeres luego de la castración, en las que, según ya fue dicho, los síntomas, tanto climatéricos como andropáusicos son más ostensibles y precoces.

EFECTOS COLATERALES.

Un efecto colateral indeseable a tener en cuenta y una razón para cuidar mucho la dosificación y utilizar la mínima indispensable para cada paciente en particular, son las acciones sobre la piel: acné, hirsutismo, seborrea, pérdida de cabello (alopecia). Las dosis tendrían que ser exageradamente altas para que se observen cambios en la voz (abaritonamiento de la voz) o aumento del tamaño del clítoris (hipertrofia clitoridiana).

QUÉ SUCEDE EN LAS GLANDULAS SUPRARRENALES?

En condiciones normales, tanto en el hombre como en la mujer, la producción de DHEA va disminuyendo progresivamente durante la vida (adrenopausia), sin que exista una relación entre su declinación y el climaterio femenino.

Se ha comunicado que la DHEA, que no tiene casi efecto androgenizante, es protectora del esqueleto y del aparato cardiovascular, mejora la función cerebral, aumenta la capacidad de respuesta del sistema inmunitario, disminuye la tendencia a la obesidad y a la distribución abdominal de la grasa.

Por esas razones, previa su determinación mediante análisis de laboratorio y cuando los niveles en sangre son bajos, se puede utilizar DHEA por vía oral, a dosis de 25 a 50 mgrs por día.

PARA RECORDAR

En las mujeres, las hormonas masculinas ejercen sus efectos, aun cuando estén presentes en muy bajos niveles. Cuando faltan, especialmente después de la extirpación quirúrgica de los ovarios, determinan la aparición de una serie de síntomas, llamados en su conjunto síndrome de déficit androgénico, que afectan sobremanera la calidad de vida, en especial en lo referido a la sexualidad. En tales circunstancias, puede usarse con éxito la testosterona, preferentemente por vía no oral, en muy bajas dosis. Independientemente, tanto en mujeres como en hombres, la DHEA, andrógeno débil producido por las suprarrenales, disminuye progresivamente con la edad. Esto puede contribuir a la aparición de algunos fenómenos degenerativos, vinculados con el envejecimiento. Su administración por vía oral, cuando se demuestra mediante análisis que está disminuida, puede ser ventajosa.

CAPITULO XIV. SERMs Y MEDICAMENTOS TEJIDO-ESPECIFICOS.

1) SERMs (MODULADORES SELECTIVOS DE LOS RECEPTORES ESTROGÉNICOS).

Esta palabra, que está empezando a popularizarse entre los médicos, corresponde a las siglas en inglés de Selective Estrogen Receptor Modulators (Moduladores Selectivos de los Receptores Estrogénicos). Se trata de sustancias que participan conceptualmente de una idea parecida a la descrita en el capítulo de Fito estrógenos, es decir, moléculas semejantes en alguna medida al estrógeno natural, pero lo suficientemente diferentes como para inducir matices en la activación de los receptores ("las cerraduras") cuando se unen a ellos.

En el Capítulo--- se señala cómo los Fito estrógenos atesoran el capital, o una parte, de los beneficios atribuidos a las dietas orientales. El planteamiento de los SERMs ha sido similar, pero con otra orientación, pues en este caso se ha buscado, a través del diseño de la química moderna, productos que sean capaces de preservar el beneficio de los estrógenos, y limitar aquellos efectos de los mismos considerados como menos favorables o perjudiciales. De alguna manera, se trataría de poner la ciencia moderna al servicio de un diseño de estrógenos "a la carta".

Un poco de historia.

Como a menudo ocurre en la ciencia, la posibilidad de llegar a estos planteamientos nació de observaciones casuales. Hace ya algunos decenios que se desarrolló una familia de moléculas, denominada trifeniletilenos, que debían comportarse como anti estrógenos. ¿Qué quería ello decir?. Pues que se trataba de bloquear la acción estrogénica, a fin de emplearlos en la práctica clínica.

El número de integrantes de la familia fue creciendo, y con unos matices u otros, pronto fue evidente que, en efecto, muchas de estas sustancias ofrecían una acción antiestrogénica cuando se aplicaban a diversos modelos de prueba en el laboratorio. La investigación de su base molecular concluyó confirmando que, en el modelo de llave y cerradura, descrito en otros capítulos, actuaban bloqueando la cerradura. Es decir, que tomaban el lugar de los estrógenos, la llave, entrando en la cerradura, e impidiendo así que en ella entrasen los estrógenos. Una vez en ella, en vez de activarla, como hubiera hecho un estrógeno, la dejaba totalmente inerte, de manera que adoptaban un comportamiento parecido al del perro del hortelano, que no comía ni dejaba comer.

Sin embargo, nuevamente, y como de alguna forma se ha dicho para los Fito estrógenos, pronto fue evidente que en este terreno las cosas raramente son blancas o negras, sino que ofrecen una gama de grises. En efecto, muchas de estas sustancias en efecto bloqueaban la respuesta de los receptores, pero no lo hacían siempre, y los matices dependían del tipo de sustancia concreta de que se tratara y del tejido en cuestión que se considerase.

Concretamente, ocurría que una determinada sustancia podía comportarse como anti estrógeno en un tejido, como por ejemplo la mama, pero sin embargo desarrollaba actividad estrogénica, más o menos intensa, en otro u otros (como el aparato cardiovascular, el esqueleto o el endometrio). Evidentemente, en ello influía el tipo de sustancia que llegaba para unirse a la cerradura, pero también, como se ha dicho, del terreno en el que la cerradura estaba ubicada, es decir, el tejido en cuestión. Una misma sustancia podía comportarse de forma distinta en hueso que en vagina, pero también al cambiar la sustancia, podía cambiar el patrón de respuesta en los distintos tejidos.

Este fue el caso del tamoxifeno, uno de los miembros mejor conocidos del grupo. Se trata de un compuesto que actúa como anti estrógeno en la mama, pero sin embargo exhibe perfil estrogénico, más o menos potente, en el hueso o en el útero.

Esto, que ahora es bien sabido, no pudo llegar a demostrarse hasta después de años de uso clínico, cuando fue evidente que, por ejemplo, muchas de las mujeres que habían recibido tamoxifeno como parte de su tratamiento de cáncer de mama, presentaban mayor riesgo de cáncer endometrial, un efecto ya comentado en otros capítulos como rasgo característicamente estrogénico.

¿Cuál es el fundamento de estas paradojas?

La ciencia moderna ha experimentado grandes avances en los últimos años en el campo de la biología molecular de la acción de las hormonas. Hoy se sabe que las "cerraduras", es decir, los receptores, ponen en marcha distintas funciones celulares, como antes se dijo, pero ni siquiera ellos guardan todos los matices de la acción que va a seguirse de su activación. Antes al contrario, cada tejido tiene su propia personalidad, que viene definida por una serie de juegos de proteínas que le son característicos.

Dependiendo del juego que la "cerradura activada" encuentre, su acción va a ser direccionada en un sentido u otro. Por lo tanto, ante la misma "llave" y la misma "cerradura", el efecto que se va a producir va a estar muy influido por el tejido, y la razón está en ese conjunto de elementos presentes con capacidad de definir cuál va a ser la respuesta final.

Como puede verse, el escenario se vuelve tremendamente complejo, pero a la vez lleno de posibilidades. Podemos variar las características moleculares de las sustancias que vamos a emplear para intentar que el perfil que ofrezcan en cada tejido se acerque al compuesto ideal, lleno de beneficios y sin aparentes efectos perjudiciales. ¿Es esto posible?

¿Dónde estamos en el momento presente?

La química moderna ha generado otras familias de SERMs, además de los ya aludidos trifeniletilenos. Una de ellas ha sido la de los benzotiofenos, y otra la de los anti estrógenos puros.

Estos segundos están integrados por unas pocas sustancias que sí parecen actuar como anti estrógenos de forma universal (en todos los tejidos por igual), aunque su uso en la clínica está aún en fases muy preliminares.

Hay más información a partir del grupo de los benzotiofenos, pues han conseguido conservar las ventajas del tamoxifeno, añadiendo la superación de algunos de sus inconvenientes.

Concretamente, uno de ellos, denominado Raloxifeno, no parece que ejerza efecto alguno sobre el útero, cuya estimulación por el tamoxifeno, estaba en la base del incremento de cánceres endometriales (recuérdese que el endometrio es la fina capa mucosa que tapiza el interior de la cavidad uterina) bajo su uso.

Tanto es el parecido de la acción del Raloxifeno con algunos efectos beneficiosos de los estrógenos, que se utiliza en la clínica para la prevención y el tratamiento de la osteoporosis, una de las cualidades de los estrógenos.

Sin embargo, el Raloxifeno no es aún perfecto, pues en contra de los estrógenos, no es capaz de eliminar los sofocos, y hay aún dudas sobre su papel en otros beneficios atribuidos a los estrógenos a nivel del sistema nervioso central (capacidad cognitiva y protección frente a la enfermedad de Alzheimer) o del aparato cardiovascular (protección frente a la arterioesclerosis). Lo cierto es que ya hay una serie de estudios clínicos en marcha que deberán responder a estas preguntas en los años venideros.

La investigación experimental ha desentrañado muchos de los detalles moleculares que determinan la especificidad de acción de los SERMs en las células, pero a fecha de hoy, todavía no disponemos de la capacidad de, en función de ello, diseñar lo que sería la molécula ideal.

¿Cuáles son los beneficios clínicos?

Las sustancias como el Raloxifeno han demostrado su utilidad en el campo de la osteoporosis, como ya se ha mencionado. Sin embargo, un campo donde el uso de los SERMs puede ser trascendental es el cáncer de mama. Se comentó antes que el tamoxifeno ha encontrado su uso terapéutico primordial en el tratamiento del cáncer de mama, donde se emplea desde hace años bajo distintos esquemas terapéuticos, pero habiendo demostrado ya que su uso se sigue de una reducción demostrada en la mortalidad.

La justificación de esa eficacia nace de que el cáncer mamario tiene, en muchos casos, una buena dotación de receptores estrogénicos, es decir, de aquellas "cerraduras" que comentamos antes. La clara acción anti-estrogénica del tamoxifeno en este tipo concreto de tejido, la mama, hace que actúe como freno al crecimiento del tumor.

Estas observaciones han servido para intentar llevar más allá estas posibilidades del tamoxifeno. Un grupo de investigadores norteamericanos se planteó, ya en la década de los 90, si la administración de tamoxifeno a mujeres sin cáncer de mama, pero con más riesgo de padecerlo que la población en general, podía seguirse de una cierta protección frente al mismo.

Estaban de esa forma planteando el concepto de la prevención, o más concretamente, de la disminución del riesgo de cáncer de mama a partir del uso de fármacos. El estudio culminó con éxito, de manera que en ese país, existe ya esa indicación, es decir, la reducción del riesgo de cáncer de mama en grupos seleccionados de mujeres a través del uso de tamoxifeno.

2) SUSTANCIAS TEJIDO ESPECÍFICAS: TIBOLONA.

Este es otro producto, que no es estrictamente un SERM, pero que tiene la particularidad de actuar en forma distinta en los diferentes tejidos del organismo (tejido-específico).

Se trata de una sustancia de síntesis, que no se halla en la naturaleza. Se administra por vía oral, diariamente, sin interrupciones. Dado que no determina proliferación del endometrio ni sangrados, es de más utilidad en las mujeres que han pasado muchos años sin menstruar (postmenopausia alejada).

Una vez absorbida, la Tibolona sufre una serie de transformaciones en el organismo (metabolismo), y son las sustancias resultantes las que tienen efecto hormonal. Actuando sobre los respectivos receptores, estas moléculas tienen al mismo tiempo y en forma específica según el órgano sobre el que actúen, acción estrogénica, progestacional y también levemente androgénica.

Por esta razón, tienen todos los beneficios de los estrógenos, incluyendo, a diferencia de los SERMs, la desaparición de los sofocos, el mejoramiento del trofismo vaginal y vesical, además de, al igual que ellos, ser útiles en la prevención de la arteriosclerosis y de la osteoporosis.

Dado que también actúan sobre los receptores de progesterona, frenan la proliferación exagerada del endometrio que pueden producir los estrógenos solos. Por esta razón, no ocasionan sangrados genitales y su uso está más indicado en las mujeres que ya hace varios años que no menstrúan.

Pero, puesto que activan las "cerraduras" de los andrógenos, presentan beneficios en mujeres con síndrome de déficit androgénico (Ver Capítulo XIII).

No resulta claro al momento actual, si la Tibolona tiene acciones protectoras sobre la glándula mamaria, ni, en consecuencia, si se puede utilizar en las mujeres con antecedente de esta enfermedad.

PARA RECORDAR

La medicina moderna, apoyándose en los grandes avances de la investigación de laboratorio y en la investigación clínica de calidad, está empezando a dar la respuesta a una serie de necesidades, basándose en las posibilidades que ofrece el mecanismo de acción de las hormonas. Avanzamos de forma inexorable hacia la síntesis de sustancias que optimizan los efectos conseguidos por los estrógenos, cada vez de forma más perfecta.

Sin embargo, todavía no disponemos del preparado ideal y, lo que tenemos, no alcanza a ofrecer una gama tan completa de beneficios como la que hoy da a la mujer la terapia hormonal de sustitución. Es verdad que ésta presenta leves inconvenientes, áreas donde precisamente se busca la aparición de SERMs o sustancias órgano-específicas más y más completas, pero también es cierto que muchos de esos inconvenientes, como el riesgo de cáncer endometrial o algunos efectos secundarios, han sido superados con la asociación de gestágenos o un sabio manejo de las dosis, las pautas, y las vías de administración. Llegar al "traje a medida" requerido por cada mujer supone avanzar mucho en comodidad, calidad de vida y prevención para el futuro.

Si Ud. ha tenido un cáncer de mama y es una perdedora de calcio o ya tiene osteoporosis, puede recurrir al Raloxifeno, con lo que disminuirá el riesgo de ambas afecciones.

Si tiene síndrome climatérico intenso, o molestias vaginales o miccionales, y si además desea protegerse de arteriosclerosis y de la osteoporosis, pero no quiere sangrar (o hace mucho tiempo que no menstrúa), pude emplear la Tibolona.

Vea que el abanico de posibilidades es cada vez más amplio y que del estudio de cada caso en particular dependerá el producto a usar (si es que ha optado por la modalidad "intervencionista").

También tenga presente que sus necesidades de salud o su conveniencia personal pueden variar a lo largo de la vida; no dude en consultar y pruebe a cambiar de medicación. Lo importante es que la continúe, si la necesita, el mayor tiempo posible.

CAPITULO XV. ¿TODAS LAS MUJERES NECESITAN ESTROGENOS? SI LOS NECESITAN ¿CUANDO COMENZARLOS?

Dijimos antes que una tercera parte de las menopaúsicas no sufren ninguno de los síntomas propios del climaterio. Esto no se debe a que tengan "ovarios superdotados", capaces de continuar ovulando y produciendo hormonas indefinidamente. En este grupo el "capital ovular" también se agota y los ovarios dejan de producir estradiol y progesterona. ¿Por qué entonces ellas no experimentan los mismos síntomas que la mayoría? En ocasiones puede tratarse de mujeres obesas y que a nivel de la grasa (tejido adiposo) algunas hormonas masculinas, que continúan produciéndose en los ovarios y en las glándulas suprarrenales, se convierten en estrona. Este es, según ya vimos, un estrógeno débil pero que evita la aparición de los síntomas climatéricos y las consecuencias de la falta total de estrógenos que se observan en las demás mujeres.

Sin embargo, cuidado! Si Ud. pertenece a este grupo selecto y privilegiado, debe saber que estos estrógenos, aun cuando sean débiles, estimulan en forma continua algunos órganos muy sensibles, en especial el endometrio y la glándula mamaria. Al faltar total y definitivamente la progesterona, puesto que Ud. no ovula ni tiene más cuerpo amarillo, los estrógenos no son frenados o antagonizados, como ocurre normalmente, 14 días por mes y los órganos ya mencionados pueden sufrir efectos indeseados, debidos a la influencia sostenida de la estrona.

En consecuencia, es aconsejable que reciba gestágenos (acetato de medroxiprogesterona) 14 días por mes o al menos cada 3 meses. Es probable que al terminar cada serie de tratamiento tenga un sangrado uterino. Lejos de alarmarse, sepa que éste corresponde a la descamación del endometrio, lo que la está protegiendo del crecimiento exagerado del mismo.

¿A QUE GRUPO PERTENECE USTED?
* Puede ocurrir que Ud. no tenga síntomas, o que los mismos sean muy tolerables, pero que presente algunas de las

características físicas, o tenga algún antecedente, o presente alguna alteración en los exámenes de laboratorio o en la densitometría, que señalen que tiene mayor riesgo de sufrir arterioesclerosis u osteoporosis. En estos casos la terapéutica de sustitución hormonal está justificada y ya vimos que las estadísticas son muy demostrativas.

* Otra posibilidad es que Ud. aún continúe menstruando, pero que ya experimente calores, nerviosismo o sequedad vaginal. Sería aconsejable que recibiera hormonas, iniciando los estrógenos al quinto día del ciclo natural, a efectos de no distorsionarlo.

Algunas mujeres que tomaban anticonceptivos (ACO) y que los prolongaron, experimentan los síntomas climatéricos cuando los interrumpen. A veces dejan de menstruar, otras veces lo siguen haciendo regular o irregularmente. Es recomendable que inicien cuanto antes la HTR, pero con los medicamentos señalados más arriba.

* La situación ideal para iniciar sin tardanza la HTR es si Ud. ha dejado de menstruar recientemente y tiene síntomas climatéricos. Recuerde que la protección que las hormonas ofrecen es tanto más efectiva cuanto antes comience con las hormonas.

* Puede suceder que se hayan interrumpido sus menstruaciones mucho tiempo atrás y que, si bien ya han desaparecido las tuforadas, empiece a percibir alguno de los indicios que señalan la progresión de la osteoporosis: dolores óseos, disminución de la estatura, encorvación de la columna y prominencia del vientre. O puede ocurrir que presente trastornos urinarios en forma de infecciones a repetición o incontinencia de apremio. También puede percibir una creciente sequedad vaginal que dificulte las relaciones sexuales, o flujo vaginal y prurito vulvar. Todas estas son posibles razones para iniciar el tratamiento. Recuerde que nunca es demasiado tarde!

* Debe destacarse que si hace mucho que ha dejado de menstruar, es preferible que elija alguna modalidad de las que no ocasionan sangrado, o bien recurra a la Tibolona o al Raloxifeno (ver Capítulo).

CAPITULO XVI. ¿QUE HORMONA, POR QUE VIA, EN QUE DOSIS, POR CUANTO TIEMPO?

El estrógeno a utilizarse podrá ser una hormona natural. La vía de administración, dependerá en gran medida de sus preferencia personales.

Si tiene un colesterol elevado, quizás convenga más que tome estrógenos por boca, ya que de este modo, una vez absorbidos en el intestino, pasarán directamente al hígado, donde ocasionarán una disminución en la cantidad de colesterol total y un aumento en la producción del HDL colesterol, modificaciones que serán beneficiosas.

Si tiene alergia en la piel, probablemente deba también preferirse la vía oral, ya que los parches ocasionan, en un 5% de los casos, una reacción en el sitio de aplicación. Es preciso diferenciar dos situaciones distintas: una mancha roja, que queda con frecuencia en el lugar donde estaba adherido el parche y que señala un efecto normal de los estrógenos, que provocan dilatación de los pequeños vasos sanguíneos de la piel, lo cual favorece su pasaje a la sangre. La otra posibilidad es la aparición de una reacción más importante, también con una mancha roja, pero además con descamación y picazón, lo cual indica una alergia, no a la hormona sino a las sustancias utilizadas para disolverla dentro del parche.

Si Ud. se ducha con agua muy caliente o acostumbra nadar en el mar o en pileta o darse baños de inmersión prolongados, quizás le convenga optar por la vía oral, o tomar la precaución de retirar el parche antes de cada baño y volverlo a colocar después sobre la piel bien seca. Es preferible que no exponga al sol el área donde tiene colocado el sistema transdérmico.

Si desea que quienes la rodean ignoren el tratamiento que está recibiendo, emplee los estrógenos por boca, o sitúe el parche en un lugar en que pueda disimularlo con la ropa, siempre que no sea sobre las glándulas mamarias.

Si tiene trastornos gástricos o ha padecido alguna enfermedad hepática, elija la vía transdérmica.

Dr. Ricardo Pou Ferrari

Lo mismo si tiene exceso de triglicéridos (hipertrigliceridemia) o tendencia a la coagulación exagerada (trombofilia).

En cualquier caso, recuerde que la utilización de óvulos o crema vaginal constituye un medio eficaz para recibir los estrógenos. Muchas pacientes se resisten a utilizar este recurso porque les resulta molesto o anti higiénico.

La Tibolona sólo puede utilizarse sólo por vía oral.

DOSIS.

Las dosis habituales de estrógeno son: 0,625 mgs diarios de estrógenos equinos conjugados, 1 mgr. de valerianato de estradiol por vía oral; 50 microgramos una o dos veces por semana de estradiol en parches o 2,5 gramos de gel transdérmico; o 2 grs de crema vaginal de estrógenos equinos conjugados dos o tres veces por semana.

Las dosis de gestágenos son: 5 mgrs. de acetato de medroxiprogesterona   2.5 mgrs. De acetato de noretisterona diariamente por vía oral en los esquemas cíclicos (I y II) o la mitad de estas dosis en el esquema continuo (III). Todas estas dosificaciones, insistimos, deben adaptarse a cada caso particular.

Recientemente se han empezado a emplear dosis bajas (mini dosis), la mitad de las anteriormente anotadas. Se observa que con ellas muchas veces se logra mejorar los sofocos y se puede prevenir eficazmente la arteriosclerosis y la osteoporosis.

La Tibolona se administra a dosis de 2,5 mgrs. por día.

HASTA CUANDO.

Habida cuenta de que el propósito de la HTR es en primer lugar calmar los síntomas climatéricos y en segundo término, prevenir las consecuencias de la falta de hormonas, sería razonable continuarla por largo tiempo.

Muchos especialistas sostienen que deberían prolongarse de por vida, cosa que resulta un poco chocante para la mujer que recién la inicia. Por eso, preferimos decir que el tratamiento deberá ser prolongado, sin establecer -en principio- un plazo.

Si se tiene presente que los efectos beneficiosos sobre el aparato cardiovascular, sobre el esqueleto, el cerebro y para la lozanía física y psíquica de la mujer persisten tanto tiempo como se prolongue la HTR y desaparecen cuanto ésta se suspende, no habría razones para interrumpirla.

Se han manejado plazos de 5 y 10 años como máximos, que personalmente no compartimos.

Puede ser necesario disminuir la dosis cuando la paciente llega a edades avanzadas (70 o más años).

Luego de cierta edad, comienzan a aparecer trastornos debidos al envejecimiento, que ya no mejoran con la administración de hormonas o que -en raras ocasiones- contraindican su empleo.

También es cierto que la manifestación de muchas de esas enfermedades se pospone, no solamente debido a la HTR, sino al estilo de vida más saludable que la paciente ha ido adquiriendo paralelamente.

Es un hecho de frecuente observación que una proporción importante de mujeres abandona con rapidez el tratamiento hormonal (90% en los primeros seis meses del inicio). Las razones que esgrimen para justificarlo son variadas: no desean los sangrados, temen aumentar de peso y piensan que las hormonas van a aumentar el riesgo de cáncer, etc. En la mayoría de los casos estos inconvenientes no son reales o bien pueden ser subsanados y la terapéutica adecuarse a cada mujer en particular ("como un guante a la mano"; "no hay tratamientos de confección, son todos de medida").

La condición para que el tratamiento se mantenga es que la mujer esté bien informada y tome libremente la decisión de iniciarlo (no se vea coaccionada), así como que pueda recurrir con facilidad al médico para aclarar dudas y hacer las consultas que crea necesarias. Siempre repetimos que la base de un buen diagnóstico y de una adecuada terapéutica es un diálogo fluido entre la paciente y el médico (a veces basta un llamado telefónico para hacer a un lado los nubarrones...).

Procure continuar su tratamiento hormonal el mayor tiempo posible; mientras lo mantenga estará protegida. Frente a la duda, consulte con su médico y no se deje llevar por comentarios sin fundamento.

CAPITULO XVII. ¿QUE MOLESTIAS PUEDE OCASIONAR LA HTR?

Al iniciar el tratamiento hormonal Ud. puede sentir una serie de molestias (sobretodo mamarias) que frecuentemente desaparecen después de algunas semanas. Además, debe saber que con un sabio manejo de la dosis, pauta y vía de administración, la mayoría de los efectos secundarios desaparecen, o al menos disminuyen considerablemente. Cada mujer precisa de su propio traje a medida al hablar de HTR, y todo el éxito radica en encontrarlo en cada caso. Para eso se requiere paciencia y mucho diálogo con su médico.

AUMENTO DE PESO.

De las atribuibles a los estrógenos, se destaca el aumento de peso. Esta es una de las principales razones que las pacientes esgrimen para abandonar el tratamiento. Sin embargo, salvo unos 200 o 300 grs, que pueden deberse a retención de sales y de agua, generalmente no se observan grandes variaciones en el peso corporal a causa de la HTR. Si esto sucede, probablemente esté comiendo demasiado; procure ajustar las calorías de su dieta y aumentar el ejercicio físico.

Incluso se sabe que las mujeres que luego de la menopausia no recibe hormonas tienen más tendencia a aumentar de peso y, especialmente, a presentar una distribución peligrosa de la grasa corporal, con predominio en la región abdominal.

DOLOR EN LAS PIERNAS.

Excepcionalmente las pacientes se quejan de dolor y sensación de pesadez en las piernas.

La existencia de várices, salvo que recientemente haya presentado una flebitis, no constituye una contraindicación para recibir hormonas ováricas. Haga más ejercicio, recurra a los masajes.

DOLOR MAMARIO.

Otro síntoma molesto que pueden experimentar quienes inician la estrogenoterapia es la sensación de tensión o dolor en las mamas, denominada mastalgia o mastodinia. También los gestágenos pueden contribuir a ella. Como consejos prácticos para combatirla, reduzca la sal en la comida, suprima el café, el té y el chocolate (cafeína y xantinas), tome pequeñas dosis de Vitamina B 6 y en casos severos, pida a su médico que le recete diuréticos que no provoquen pérdida de potasio, a dosis bajas y en días alternos. Se ha mostrado también muy eficaz para combatir este síntoma la aplicación de gel de progesterona, diariamente sobre las mamas; esta hormona actúa localmente y no pasa a la circulación.

TENSION PREMENSTRUAL.

En ciertas pacientes se produce un cuadro similar al observado en período premenstrual que se denomina síndrome de tensión premenstrual y se caracteriza por irritabilidad, somnolencia, mastalgia, distensión abdominal, edemas, aumento de peso. Puede requerirse disminuir la dosis del gestágeno o administrar las hormonas en forma continua, sin el descanso mensual.

DEPRESION PSIQUICA.

Los gestágenos ocasionan a veces depresión psíquica, en particular en pacientes predispuestas.

DISTENSION ABDOMINAL.

Pueden también provocar distensión abdominal. Es una queja frecuente de las pacientes mientras toman " la segunda píldora" (los gestágenos), dicen que no les cierran sus vestidos, que no pueden disimular su abdomen y que "parecen embarazadas". Es conveniente en estos casos procurar la disminución de la dosis y además hacer una dieta estricta para reducir la fermentación intestinal, así como aumentar el ejercicio físico.

DOLOR DE CABEZA.

Los dolores de cabeza (cefaleas) pueden presentarse al inicio de la HTR. Pueden obedecer a retención hidro-salina y -raramente- a aumento de la presión arterial. Contrariamente a lo que se postuló hasta ahora, se ha comprobado experimentalmente que los estrógenos disminuyen la presión arterial por dilatación de las arterias más pequeñas. También se ha visto que algunos casos de jaqueca o migraña, que aparecen o se exacerban con la menopausia, mejoran con la administración de estrógenos.

Se ha de ser cuidadoso de no incriminar a las hormonas, síntomas que sólo están vinculados casualmente con ellas y que a veces son percibidos bajo la influencia de la lectura de los prospectos donde se detallan los efectos posibles -aunque muy poco probables- de estas medicaciones.

CAPITULO XVIII. HORMONAS Y CANCER.

Una de las razones por la que algunos médicos poco informados y ciertas pacientes se resisten al empleo de hormonas ováricas, es el temor de que ocasionen la aparición de cáncer. No es infrecuente oír que "las hormonas son armas de doble filo", que pueden ocasionar cáncer. Los dos tumores más temidos son el de endometrio y el de mama, puesto que ambos tejidos normalmente responden a la estimulación hormonal.

CANCER DE ENDOMETRIO. (Ver también Cap. XXVI)
La historia reciente de las observaciones en materia de terapéutica hormonal es interesante e instructiva al respecto.

Se dispone de estrógenos para usar como medicación desde hace más de 50 años. En la década de los años 60, a instancias de las publicaciones del ginecólogo norteamericano Wilson, quien postuló "estrógenos para siempre" para conservar la juventud y los atributos de femineidad, se emplearon masivamente este tipo de hormonas.

Algunos años después, comenzó a observarse un incremento en la frecuencia de cáncer de endometrio. A raíz de esto se produjo una disminución considerable en las ventas de estrógenos, debido al justificado temor que esas publicaciones despertaron.

En los años 70, el especialista Don Grambell y de ahí en adelante todos los estudios realizados, mediante el estudio de grandes poblaciones de mujeres posmenopáusicas, llegaron a demostrar que cuando a los estrógenos se agregan gestágenos, aún a bajas dosis, durante por lo menos doce días cada mes, la frecuencia de cáncer de endometrio disminuye enormemente y alcanza cifras inferiores a las comprobadas entre mujeres que no recibían ningún tratamiento.

Quiero que preste atención a este dato: si se administran estrógenos y gestágenos en la forma como lo preconizamos hoy día, la probabilidad de desarrollar un cáncer de endometrio es menor que si Ud. no recibe ningún tratamiento hormonal. En otras palabras, la HTR ejerce una influencia protectora contra el desarrollo del cáncer de endometrio.

Con posterioridad a esto, han ido aumentando (y éste incremento continúa) la cantidad de mujeres que reciben hormonoterapia de reemplazo, al punto que los estrógenos equinos conjugados son el medicamento más vendido en los Estados Unidos.

Incluso hay unanimidad de criterio en cuanto a la posibilidad de usar HTR en mujeres que padecieron cáncer de endometrio y que fueron exitosamente tratadas. Es preciso destacar en estos casos que el riesgo de no recibir hormonas, por las consecuencias sobre el aparato cardiovascular, el esqueleto y el cerebro, así como por la disminución de la calidad de vida, es mucho mayor que el de desarrollar un cáncer por haberlas tomado.

CANCER MAMARIO. (Ver también Cap. XXIV)
El otro cáncer sobre cuya aparición se piensa que pueden influir las hormonas ováricas es el de mama.

Sin lugar a dudas constituye una amenaza impresionante. En occidente una de cada diez mujeres padecerán un cáncer de mama. El número de mujeres afectadas por esta enfermedad aumenta proporcionalmente con la edad, o sea que, después de la menopausia su frecuencia se sigue incrementando. A más edad, mayor riesgo.

En consecuencia, es probable que una mujer después de los 50 años presente un cáncer mamario, independientemente de si recibe o no hormonoterapia.

Pese a que el número de mujeres que enferman por cáncer de mama no ha disminuido pese a las campañas de diagnóstico precoz (clínico e imagenológicos), son cada vez menos las que mueren a consecuencia de este tumor.

En los últimos 20 años se han publicado numerosos trabajos científicos que estudian, ya sea retrospectivamente (o sea por el análisis de la historia de las mujeres que han tenido cáncer mamario) o prospectivamente (viendo el número de pacientes que lo padecen en un grupo de mujeres que se vigilan durante un período prolongado) la influencia de las hormonas sobre el riesgo de desarrollar esta enfermedad. Algunos llegan a la conclusión que la probabilidad aumenta, otros que disminuye.

¿CÓMO SE EXPLICAN ESTAS DIVERGENCIAS?

El cáncer mamario es una afección cuyo origen es -como el de la gran mayoría de los tumores malignos- desconocido. Pero se han identificado muy numerosos factores que predisponen o protegen de su aparición.

Se sabe que la herencia puede ser significativa. Si familiares directos han tenido cáncer de mama, en especial si éste ha aparecido antes de los 40 años, es más factible que se presente.

También se ha destacado la importancia de la alimentación: la probabilidad es más alta en las poblaciones que consumen mayor cantidad de alimentos de origen animal o entre las que se alimentan con menor cantidad de Fito estrógenos (ver Capítulo).

El riesgo parece ser más significativo si la mujer ha tenido su primera menstruación precozmente, si ha presentado irregularidades menstruales, si el primer parto ocurrió a una edad tardía o no ha tenido hijos, si ha amamantado poco o no lo ha hecho, si la menopausia ha sido tardía.

Algunas enfermedades benignas de la mama (displasias con atipías) parecen predisponer al cáncer, aunque las opiniones son divergentes.

Mucho se ha discutido sobre la influencia de los anticonceptivos hormonales por vía oral, pero sólo algunos estudios señalan un aumento muy leve del riesgo.

Las mujeres a quienes se han extirpado los ovarios prematuramente tienen menos probabilidad de desarrollar cáncer mamario.

En el tema específico que nos ocupa, todos estos variados e intrincados factores contribuyen a oscurecer el papel de las hormonas ováricas naturales administradas después de la menopausia en el desarrollo del cáncer mamario.

No obstante, se han publicado varios meta-análisis. Estos son estudios exhaustivos de todos los trabajos aparecidos sobre el particular, con una cuidadosa consideración de los factores que pueden haber llevado a conclusiones poco fidedignas. Los mismos concluyen, resumiendo toda la información disponible, que la HTR incrementaría muy levemente la probabilidad de desarrollar un cáncer mamario.

En el año 2001 apareció un trabajo que por su importancia detallaremos. Se trata de un estudio llevado a cabo por una de las más prestigiosas epidemiólogas norteamericanas, Trudy Bush, que analiza todos los trabajos aparecidos en los últimos 25 años y que hacen referencia a la relación entre hormonas y cáncer de mama. Llega a la conclusión de que, si bien los resultados son muy diferentes, ninguno de ellos muestra una relación consistente desde el punto de vista estadístico entre hormonas y cáncer de mama. Lo que sí resulta evidente es que el grupo de mujeres que han recibido o están bajo HTR tienen menos probabilidad de morir a consecuencia de un tumor de esta localización si se las compara con las que nunca las recibieron; los tumores se diagnostican entre las usuarias en etapas más precoces (con lo que el tratamiento, siendo menos agresivo es más efectivo en término de años de sobrevida), o bien porque las mujeres son mejor vigiladas o bien porque las hormonas ováricas ejercen una influencia tal sobre las células cancerosas que las hacen menos agresivas y propensas a diseminarse (dar metástasis). También señala que el estudio de las tendencias observadas a lo largo de un cuarto de siglo en una población total de enormes dimensiones y de variables características, es muy poco probable que nuevas investigaciones contradigan los resultados obtenidos hasta el presente.

¿DEBE DESACONSEJARSE LA HTR EN FUNCION DE ESTAS PUBLICACIONES?

Creemos firmemente que no.

* En primer lugar, porque si hay o no relación, no es taxativamente claro, y si tomamos a los estudios que sostienen que la hay, el riesgo que encuentran es pequeño y en usuarias de largo tiempo (más de 5 o 10 años). Además, según demuestra claramente el estudio de Trudy Bush antes referido, no existe evidencia estadística de una relación entre HTR y cáncer de mama en ninguno de los trabajos sobre el tema publicados en los últimos 25 años.

* En segundo lugar, porque los beneficios, en especial la disminución de las enfermedades y muertes por causa cardiovascular, son enormemente más significativos que el mencionado riesgo. Piense que la cantidad de mujeres que mueren a consecuencia de un infarto de corazón o de un accidente vascular cerebral es aproximadamente diez veces mayor de la que muere por un cáncer mamario.

Mientras la HTR reduce a la mitad las primeras, eleva apenas las segundas luego de más de diez años de tratamiento. En ésta, como en muchas otras situaciones que enfrentamos en la vida, no podemos pedir 100% de ventajas, por lo que es preciso hacer el balance entre riesgos y beneficios. Cuando estos últimos superan a los peligros, en general cualquiera acepta la apuesta.

* En tercer lugar, porque, como lo hemos venido repitiendo a lo largo de los capítulos previos, las mujeres que reciben HTR mantienen un dialogo fluido con su médico y acuden a controles regularmente. Se trata pues, de una población especialmente vigilada, tanto por exámenes clínicos repetidos como por estudios ecográficos, radiográficos y de laboratorio periódicos. Considere que, a consecuencia de esta atenta vigilancia, cualquier patología será detectada precozmente y tendrá mayor probabilidad de curación, utilizando tratamientos poco agresivos y nada mutilantes.

En suma, la hormonoterapia, que tal vez aumente algo el riesgo de padecer un cáncer mamario, le brinda la ocasión de diagnosticarlo precozmente y de curarlo a través de las consultas asiduas que el empleo de esta medicación implica.

* Otro argumento para razonar: Si con la hormonoterapia de reemplazo se busca que luego de la menopausia existan en la sangre iguales niveles de las mismas hormonas que se producen en el ovario durante toda la etapa reproductiva, o sea lograr una situación fisiológica, los riesgos de que este tratamiento -aun cuando sea prolongado- predisponga al desarrollo de un cáncer mamario o de cualquier otra enfermedad, no pueden ser mayores de los que tiene cualquier mujer que menstrúe regularmente durante 30 o 40 años.

Ni qué decir de los niveles altísimos de hormonas que se producen durante los embarazos, hormonas que influyen sobre todos los órganos de la mujer. Sin embargo, nadie puede negar que el embarazo es algo normal, y ningún estudio demuestra que por cada vez que una mujer tiene un hijo aumenta su riesgo de cáncer, ni nadie postula que deba reducirse el número de gestaciones para proteger a la mujer del eventual desarrollo ulterior de un tumor.

¿Por qué pensar, entonces, que niveles mucho menores de esas mismas hormonas, cuando se administran después de la menopausia, va a poner en peligro la salud de la usuaria?

* A tener en consideración, por si le queda alguna duda, es el hecho de que, si una paciente presenta y es tratada exitosamente por un cáncer mamario durante su vida reproductiva, el hecho de que continúe menstruando y aún que quede embarazada después, no empeora su pronóstico. En estas situaciones existen hormonas ováricas y durante la gestación, a concentraciones muy elevadas, sin que ello favorezca la reaparición o la repetición del cáncer de mama.

* Se ha debatido si las mujeres que han padecido y han sido curadas de un cáncer de mama deben o no recibir HTR en el futuro. Este grupo es, afortunadamente cada vez más numeroso debido a los éxitos del diagnóstico precoz y el tratamiento adecuado. La respuesta hasta ahora es negativa. Sin embargo, se van acumulando evidencias a favor de su utilización, ya que, al privarlas de este recurso terapéutico, se las estaría predisponiendo a padecer y morir a consecuencia de las enfermedades cuya evolución es acelerada por la carencia de hormonas ováricas (riesgo por no tratar). Esto es de particular importancia si tenemos en consideración que la falta de estas hormonas se instala precoz y abruptamente en estas mujeres, a consecuencia de la quimioterapia o la cirugía sobre los ovarios a que suelen ser sometidas, con lo que sus consecuencias son más graves y anticipadas que en la población de mujeres sanas. Por otra parte, está el tema de la calidad de vida en mujeres jóvenes que padecen sofocos, tienen trastornos sexuales y ven deteriorarse su imagen corporal.

* Existe gran experiencia mundial con el uso del Tamoxifeno en las mujeres que han tenido cáncer de mama, el cual reduce significativamente la probabilidad de desarrollar un nuevo tumor (quimioterapia adyuvante). También se lo ha empleado en la prevención en el grupo de las mujeres con alto riesgo de esta enfermedad (quimio prevención). Esta sustancia está incluida en el grupo de los SERM (moduladores selectivos de los receptores estrogénicos), o sea que tienen acción de estrógenos o de anti estrógenos según el órgano sobre el que actúen. En este caso particular, como anti estrógeno protegería a la glándula mamaria, pero como estrógeno tendría efectos protectores sobre el aparato cardiovascular y el esqueleto, así como también la probabilidad de estimular el desarrollo exagerado del endometrio (aparición de pólipos y cáncer de endometrio). Se han desarrollado nuevos

SERMs, como el Raloxifeno, que tienen acciones similares al anterior en todos los niveles a excepción del endometrio, al cual no estimularía. Estas sustancias pueden emplearse como HTR en los casos de mujeres con antecedentes personales de cáncer de mama, de modo que no sólo no aumentaría su riesgo, sino que lo disminuiría. El inconveniente es que estos productos no mejoran el síndrome climatérico (sofocos, trastornos psico neurológicos) ni tampoco las consecuencias de la atrofia vaginal (vulvo vaginitis, dolor en la relación sexual) ni del aparato urinario (cistitis, incontinencia urinaria).

* Los Fito estrógenos son SERMs naturales, por lo que podrían ser utilizados como HTR no convencional en caso de riesgo real o temor insuperable al uso de la HTR convencional.

Por lo pronto, se puede aseverar categóricamente que el haber tenido o presentar en la actualidad una enfermedad benigna de la mama (nódulos, quistes, fibroadenomas, hiperplasia fibrosa, etc.) o el tener antecedentes familiares de cáncer mamario no constituye obstáculo o contraindicación para recibir hormonoterapia de reemplazo. Pueden elegirse algunas modalidades de HTR no convencional que pueden tener muchos de los efectos favorables de los estrógenos y, al mismo tiempo reducir el riesgo de cáncer de mama.

Preocúpese por realizar el autoexamen cuidadoso de sus mamas mensualmente (Ver Capítulo XXIV), de acudir al menos una vez por año al ginecólogo para que éste la revise y le solicite la mamografía anual que después de los 50 años, que constituye el medio más eficaz para diagnosticar precozmente un cáncer mamario. Si lo necesita, reciba la HTR sin temores, aun cuando haya tenido enfermedades benignas en la glándula mamaria y aun cuando tenga antecedentes de cáncer de mama en su familia.

CAPITULO XIX. ¿CUALES SON LAS MUJERES QUE NO DEBEN RECIBIR HORMONOTERAPIA DE REEMPLAZO?

ANTECEDENTES PERSONALES DE CANCER DE ENDOMETRIO O CANCER DE LA GLANDULA MAMARIA.

Cuando una mujer ha tenido un cáncer de mama o de endometrio no deberían indicarse hormonas después de la menopausia.

Hoy día, sin embargo, se admite que cuando el cáncer de endometrio fue tratado eficazmente y la paciente se halla curada, pueden indicarse hormonas. Es más probable que quede inválida o muera a consecuencia de una enfermedad cardiovascular o por una complicación de la osteoporosis que debido a una diseminación o extensión del cáncer. Las hormonas disminuirán apreciablemente las primeras y no aumentarán el riesgo de la segunda. Insisto, si el tratamiento ha sido completo y efectivo.

Por supuesto que debe recibir HTR cualquier mujer a quien se haya practicado una histerectomía con extirpación de los ovarios, irradiación o quimioterapia por un cáncer de cuello de útero o de ovario. Recuerde que la disminución de las hormonas ováricas es en estos casos brusca y total y que sus consecuencias son mucho más graves.

ANTEDECENTE DE TROMBO-EMBOLISMO RECIENTE.

Aquellas mujeres que hayan tenido una tromboflebitis, una embolia pulmonar o cerebral (coagulación de la sangre dentro de las venas y transporte de fragmentos de coágulos por la corriente sanguínea a sitios donde se obstruyan arterias de poco calibre) o una alteración de la coagulación no deben recibir hormonoterapia.

La presencia de várices no constituye contraindicación de la HTR.

HTR Y DEMENCIA SENIL.

Algunas interesantes publicaciones señalan que enfermas menopaúsicas con demencia senil (enfermedad de Alzheimer) mejoraron en su actividad psíquica (en particular la memoria de los acontecimientos recientes) cuando se les administraron estrógenos. También se ha visto que la aparición de la enfermedad es mucho más tardía entre las usuarias de HTR.

HTR E HIPERTENSION ARTERIAL.

Salvo en los casos de presión arterial elevada severa y que no se estabiliza con el régimen sin sal y la administración de drogas antihipertensivas, las hipertensas pueden recibir HTR. Más aún, según vimos en el Capítulo X, algunas mujeres que desarrollan hipertensión arterial en la edad de la menopausia, si no tienen algún otro factor que esté ocasionando esta anomalía, mejoran con la HTR.

HTR Y DIABETES.

No deben emplearse hormonas ováricas en diabetes graves, con complicaciones y descompensaciones que no pueden resolverse con la dieta y la insulina. Pero en las diabéticas tratadas y normalizadas, no hay inconvenientes para indicar HTR, es más, puede constituir un medio eficaz para posponer o evitar la aparición de las complicaciones cardiovasculares de esta enfermedad, por lo que decimos que constituye un real beneficio en estos casos y debe aconsejarse su empleo con más énfasis que en mujeres sanas.

HTR Y ENDOMETRIOSIS.

Con frecuencia nos preguntan si una mujer con endometriosis puede recibir HTR. La endometriosis es una enfermedad de la mujer en edad reproductiva, caracterizada por el transplante de islotes de endometrio que se siembran a través de las trompas y se implantan sobre el ovario, la vejiga, el intestino o el peritoneo que recubre por dentro la cavidad abdominal. Es causa de esterilidad y de dolores, en especial relacionados con la menstruación (dismenorrea) o con el coito (dispareunia). Dado que mejora cuando se suprimen las hormonas ováricas mediante medicamentos y también después de la menopausia, puede pensarse que empeore con la administración de HTR. A las dosis en que se utilizan las hormonas para el tratamiento de la menopausia, habitualmente la endometriosis no empeora.

Por otra parte, la mayoría de los casos son endometriosis mínimas cuya causa de consulta es la esterilidad. Esta ya no se tiene en cuenta luego de la menopausia y excepcionalmente esas lesiones -que son benignas- pueden llegar a crecer como para ocasionar cuadros graves. Además, la endometriosis mejora durante el embarazo, lo que sugiere que la asociación de estrógenos y gestágenos en HTR constituye una garantía contra la recidiva de la enfermedad, de suerte que parece razonable que ésta sea la pauta (combinada continua) elegida en pacientes con antecedentes de endometriosis, aún en aquéllas que han sido histerectomizadas (es de las pocas excepciones a la regla general de no utilizar gestágenos en mujeres sin útero).

HTR Y MIOMAS UTERINOS. (Ver también Cap. XXVI).

Otra afección ginecológica que plantea problemas para la indicación de HTR son los miomas, fibromiomas o fibromas uterinos. Son tumores benignos, que casi nunca se malignizan, muy frecuentes (50% de las mujeres de 50 años), formados por crecimiento del músculo uterino.

Pueden apreciarse como un "bulto" en el abdomen si son suficientemente grandes, causar molestias más o menos vagas en el vientre o determinar sangrados menstruales abundantes o prolongados.

Dado que aumentan de tamaño cuando las hormonas femeninas alcanzan concentraciones mayores en sangre, por ejemplo durante el embarazo, puede temerse que también lo hagan cuando se administra HTR.

La experiencia clínica enseña que no suelen haber problemas y que, en consecuencia, la presencia de fibromiomas no constituye una contraindicación para la HTR.

Si el sangrado es abundante y prolongado, debemos pensar en la posible existencia de un fibromioma. Sin embargo, casi nunca esto constituirá una sorpresa para el médico que realice el estudio cuidadoso de la paciente antes de indicar el tratamiento y en las sucesivas consultas de control. Por otra parte, se trata de una afección que no pondrá en peligro la vida de la mujer.

HTR Y MELANOMA.

El antecedente, poco frecuente de un melanoma (tumor maligno de la piel de color oscuro), no constituye contraindicación para la HTR, contrariamente a lo que señalaban algunas publicaciones antiguas.

HTR Y ENFERMEDADES PSIQUIATRICAS.

En ciertas oportunidades se nos ha planteado el caso de mujeres que han tenido o están actualmente en tratamiento por una enfermedad psíquica (sobre todo una depresión) y llegan a la menopausia, momento en que deberían recibir HTR. Puesto que los gestágenos, en dosis altas, pueden determinar depresión y que la progesterona induce somnolencia (como se observa comúnmente en el embarazo), algunas pacientes temen que su administración empeore los síntomas depresivos.

Creemos que no hay riesgos, primero porque las dosis de gestágenos utilizadas son bajas y cada vez menores (lo que interesa es, más bien, el tiempo durante el cual se las administra) y segundo porque los estrógenos que se asocian tienen -como fue visto en el Capítulo VI - un efecto euforizante, de mejoría del carácter, probablemente a través de la normalización de los neurotransmisores cerebrales. Además, la posibilidad de administrar progesterona natural por vía vaginal, permite alcanzar una alta concentración del gestágeno allí donde interesa, el endometrio, sin que apenas llegue a sangre periférica.

Los casos de ansiedad o depresión que aparecen en la menopausia suelen mejorar considerablemente y aún desaparecer con la HTR, sin necesidad de recurrir a psicofármacos.

No obstante, muchos síntomas psíquicos se ponen de manifiesto, durante la etapa reproductiva, en el período premenstrual. Constituyen en su conjunto la disforia premenstrual, comentada en un capítulo anterior. Es conocido el aumento de la irritabilidad, la agresividad y el insomnio que presentan algunas mujeres en esta fase. Algunas tienen variaciones similares del humor mientras reciben HTR, en especial si se recurre al esquema de tratamiento cíclico, o sea con descansos de una semana cada tres. Por eso algunos prefieren en estos casos indicar el régimen de estrógenos y gestágenos continuos, en el que, además, estos últimos se dan a menor dosis. (Ver Capítulo XII).

HTR Y ENFERMEDADES DEL HIGADO.

Si, por esas casualidades, nuestra paciente tiene una enfermedad del hígado actualmente, una hepatitis o una cirrosis, la HTR está contraindicada. En efecto, las hormonas, aun cuando se administren por vía transdérmica o vaginal terminan siendo transformadas en el hígado y afectan su funcionamiento. Si este está comprometido y la reserva funcional reducida, la administración de hormonas ováricas puede descompensarlo.

Pero si se trata de una mujer que ha tenido una enfermedad hepática y la misma está curada, no hay inconveniente para indicar HTR. Es prudente en estos casos, efectuar un análisis, llamado funcional hepático, al inicio y periódicamente durante el HTR, a efectos de descartar cualquier leve desviación de lo normal que pudiera justificar la interrupción de la medicación.

Los anticonceptivos orales que, según dijimos antes, contienen estrógenos sintéticos a altas dosis, provocan la aparición en excepcionalísimos casos de un tumor benigno de hígado, llamado hemangioma, que, sin embargo, puede romperse y ocasionar grave hemorragia abdominal. Nunca se ha comprobado tal cosa con el empleo de las hormonas ováricas naturales.

Parece poco probable, igualmente, que la HTR aumente la tendencia a la formación de cálculos en la vesícula biliar. Convendrá, sin embargo, explorar la zona, mediante la clínica y la ecografía, cuando existan datos que sugieren esta patología, para detectarla y tratarla antes de que ocasione complicaciones (colecistitis, ictericia, infección, peritonitis, pancreatitis).

CAPITULO XX. ¿EXISTE UN TRATAMIENTO NO HORMONAL DE LA MENOPAUSIA?

No hay ningún recurso que, por sí sólo, ofrezca todos los beneficios, a corto, mediano y largo plazo, que brinda la HTR.

Puede recurrirse, sin embargo, a medicaciones que calmen algunos de los síntomas del climaterio, sobre todo los sofocos.

¿POR QUE OCURREN LOS SOFOCOS?

Este complejo síndrome formado por los sofocos, la sudoración nocturna, la irritabilidad, el insomnio, es la expresión de una "queja" del organismo y del cerebro ante una situación nueva. El equilibrio generado por las hormonas ováricas que se segregan regularmente desde la primera a la última menstruación, se rompe bruscamente al faltar las mismas.

Una persona, habituada a tomar cierta dosis de alcohol, de nicotina o de alguna droga, experimenta un cuadro llamado de deprivación o falta si deja de recibirla, el que se soluciona cuando se le administra nuevamente la sustancia o cuando alcanza -con el tiempo- un nuevo equilibrio sin ella. En el climaterio la carencia de hormonas se manifiesta por una serie de síntomas de deprivación o falta. Los mismos desaparecen si se administran las hormonas o sí –transcurridos algunos años de molestias-, logra un nuevo equilibrio, parecido al que tenía antes de la adolescencia cuando sus ovarios aún no habían comenzado a segregar hormonas.

Dichos síntomas son la consecuencia de modificaciones en la concentración de los neurotransmisores cerebrales, en especial a nivel del hipotálamo, que, como sabemos, regula la conducta, el sueño, la temperatura corporal, etc., Pero también la carencia en hormonas determina cambios en la regulación del calibre de los vasos de la piel, que se dilatan y se contraen, aumentan y disminuyen la cantidad de sangre a ese nivel y en consecuencia incrementan o reducen la pérdida de calor a través de la piel. Siempre ocurren, aún en condiciones normales, estas alternativas, pero cuando faltan las hormonas, hay descontrol, los vasos se comportan exageradamente frente a estímulos mínimos.

EL TERMOSTATO HIPOTALAMICO.

El organismo tiene a nivel hipotalámico un termostato, encargado de mantener constante su temperatura. Cuando ésta sube y alcanza cierto umbral, se desencadenan los mecanismos para perder calor (dilatación de los vasos de la piel, transpiración), hasta que la temperatura vuelve a la normalidad. En el climaterio este termóstato está mal regulado, su umbral es más bajo, frente a mínimos aumentos de temperatura o a estímulos diversos (tensión, emoción, calor ambiente) bruscamente entran en acción los mecanismos de pérdida de calor corporal. Pero como está descontrolado, la respuesta es exagerada, la pérdida excesiva y no es raro que la mujer experimente a continuación sensación de frío, se "erice", tiemble, etc., que no son otra cosa que manifestaciones de los medios que pone en acción el organismo para recuperar la temperatura normal.

Además de las hormonas, hay sustancias que actúan tanto a nivel del hipotálamo como de los vasos cutáneos.

- Venlafaxina.

Es un antidepresivo, sin efectos colaterales indeseables, que, aparte de mejorar el estado de ánimo, tiene un efecto muy positivo sobre los sofocos.

- Veralipride.

Se toma por boca una vez al día, durante veinte días, con descansos de una semana. Mientras se recibe el medicamento, los sofocos pueden mejorar, pero su eficacia no llega a ser tanta como con la que brindan los estrógenos. Además, tiene como inconveniente el ocasionar aumento de la producción, a nivel de la hipófisis, de una hormona llamada prolactina, que estimula la producción de leche en la glándula mamaria. No es raro que esta medicación provoque tensión mamaria y secreción de leche (galactorrea).

- Clonidina.

Otro medicamento efectivo para tratar "los calores", aunque poco empleado en la práctica, es la clonidina, usualmente utilizado para el tratamiento de la hipertensión arterial. Se toma un comprimido diario, dosis que por lo general no provoca disminución de la presión arterial.

- Reguladores neuro-vegetativos.

Con mucha frecuencia se medica a las pacientes aquejadas de síndrome climatérico con mezclas de belladona, ergotamina, fenobarbital a pequeñas dosis, que son medicamentos que influyen sobre el sistema nervioso vegetativo y determinan también leve sedación.

- Ansiolíticos.

Pueden utilizarse los ansiolíticos, del tipo del Diazepam o del lorazepam a dosis bajas para disminuir la ansiedad y mejorar la tranquilidad del sueño. Estos, sin embargo, no mejoran específicamente los sofocos.

MEDICINA NO TRADICIONAL.

En muchas ocasiones, ante la necesidad de buscar una solución para el período de crisis, se recurre, a veces exitosamente, a la acupuntura o a otros recursos de la medicina no convencional (yoga, relajación, ejercicios respiratorios, biofeedback). Sin embargo, se trata de opciones que, a pesar de su popularidad en ciertos ambientes, con frecuencia no han sido contrastadas con estudios de la seriedad que exige la medicina moderna basada en la evidencia. Los criterios de calidad que requiere la sociedad occidental a las intervenciones terapéuticas de nuestra medicina no son considerados si se trata de estas opciones alternativas que, por tanto, se mueven en general bajo niveles inferiores de evidencia.

CALCIO.

Ya se mencionó que cuando no se administran hormonas ováricas, las necesidades de calcio aumentan de 1 a 1,5 gramos por día. Por eso es preciso suministrar complementos de calcio y vitamina D. Recuérdese, no obstante, que estos recursos, por sí solos no detienen la osteoporosis menopáusica, para lo que se requiere utilizar Raloxifeno, bifosfonatos o tirocalcitonina. Esta última es especialmente útil para calmar los dolores que produce la osteoporosis. (Ver Capítulo XI).

HIPOCOLESTEROMIANTES.

Si se presenta una elevación del colesterol y la misma no cede con dieta adecuada y con ejercicio físico, habrán de utilizarse los hipocolesteromiantes, drogas que disminuyen el colesterol, pero que tienen algunos efectos colaterales indeseables, que no es del caso analizar aquí. No obstante, la creciente sofisticación en este tipo de fármacos ha llevado a demostrar, en estudios de la máxima calidad, su alta eficacia, disminuyendo el colesterol y, consecuentemente, la mortalidad por enfermedad cardíaca coronaria. Por tanto, ante cifras suficientemente elevadas de colesterol, ésta debe ser la opción de tratamiento, y definir cuál es el nivel que las requiere, corresponde al médico habitual de la mujer en cuestión. Recientes publicaciones muestran que estas medicaciones tienen, además, un efecto favorable sobre el esqueleto, inhibiendo la reabsorción ósea.

CAMBIO DEL ESTILO DE VIDA.
Como parte del tratamiento, puede ser importante un cambio del "estilo de vida". Que la mujer se habitúe a hacer ejercicio diariamente, a mantener un peso corporal adecuado a su talla, a comer dietas pobres en colesterol y ricas en calcio, a aumentar la ingesta de líquidos. (Ver Capítulos X y XI, XXIX y XXX).

FITOESTROGENOS.
En sentido estricto, sería un tratamiento hormonal, por los efectos de moduladores selectivos de los receptores estrogénicos que estas sustancias tienen. No obstante, su introducción puede formar parte de las modificaciones de la dieta, favorables para la salud de la mujer, y como tal las incluimos en este capítulo.

PSICOTERAPIA.
La psicoterapia es un recurso eficaz, aunque lleva su tiempo e implica un costo. Insistimos mucho para que estas mujeres encuentren una actividad que las estimule y satisfaga. Si tienen condiciones, es deseable que inicien alguna tarea creativa, como pintura, cerámica, danza, teatro, "garden clubs". Esto les ayudará a recuperar el sentido de autoestima, las introducirá en campos nuevos, con personas que comparten sus mismos intereses. Las llevará a salir de su casa, distraerse de sus problemas domésticos y desarrollar aspectos hasta entonces desconocidos de su personalidad. (Ver Cap. XXXII).

AYUDESE AYUDANDO.

Frecuentemente, las mujeres que ganan más tiempo libre, como consecuencia de la "liberación" que supone la salida de los hijos del hogar, encuentran un terreno muy favorable en algún tipo de actividad que resulte útil desde el punto de vista social. La forma concreta es muy variada, de manera que se han creado grupos de discusión sobre menopausia, donde las integrantes comparten sus experiencias y se sirven de ayuda mutua. Otras veces, se trata de actividades de voluntariado social, donde están sociedades creadas para ayudar a algún tipo de enfermos y familiares (Alzheimer, síndrome de Down, Liga Reumatológica, Sociedad de Artritis, etc.), o algún tipo de actividad encuadrada dentro de organizaciones no gubernamentales (ONG) de ayuda, sean religiosas o no. En general, se trata de encauzar el caudal de energía que se tiene, a la vez que se aporta un motivo que estimula psicológicamente la sensación de utilidad. En ese sentido, también hay mujeres que retoman viejos proyectos pendientes.

RETOME SU CARRERA.
Es difícil que una mujer después de los 50 años comience una actividad nueva. Muchas son en cambio las que, cuando se ven más libres, culminan una carrera empezada antes o llevan a término empresas apenas esbozadas durante los años previos.

Como verá, todas estas son posibilidades "terapéuticas" que pueden ser eficaces por separado, pero que se complementan y se potencian unas a otras. Ninguna conlleva los beneficios que por sí sola aporta la HTR.

CAPITULO XXI. ELIJA EL MÉDICO ADECUADO.

¿A qué médico recurrir en la menopausia? Lo más frecuente es que Ud. consulte con su ginecólogo.

¿POR QUÉ UN GINECOLOGO?

El ginecólogo es el médico que asiste a la mujer a través de los distintos avatares de su vida.

El ginecólogo:

- es a quien consulta, generalmente acompañada por la madre, cuando comienza a menstruar para que la oriente frente a esa función desconocida;

- es a quien visita, en compañía del novio antes de casarse, para dilucidar aspectos de la vida sexual o de la planificación familiar;

- es a quien acude repetidamente, escoltada por el futuro padre, con la finalidad de controlar la evolución del embarazo;

- es al que llama precipitadamente una madrugada para que la ayude a dar a luz a su hijo.

- es el depositario de muchas confidencias acerca de problemas conyugales o familiares,

- es quien la trata cuando sobrevienen las enfermedades, banales o graves.

No es extraño, pues, que sea al ginecólogo a quien Ud. recurre en el momento de la menopausia. No solamente porque los trastornos que la aquejan tienen que ver con la esfera de esta especialidad, sino porque es el médico que mejor la conoce y con quien Ud. tiene -a consecuencia del largo diálogo renovado en el curso de los años- más confianza para explayarse sobre temas que le resultaría difícil abordar con otros.

EL GINECOLOGO, AGENTE PRIMARIO EN EL CUIDADO DE LA SALUD DE LA MUJER.

El ginecólogo es el agente primario para el cuidado de la salud de la mujer. En consecuencia, también de la mujer en la menopausia. Sin perjuicio de requerir luego la participación de otros especialistas (reumatólogo, internista, nutricionista, psiquiatra, etc.), el ginecólogo debe abarcar -en primera instancia-

todos los aspectos que conciernen a la fisiología y la patología femeninas. "Nada de lo humano le es extraño" (Terencio).

EL GINECOLOGO-MENOPAUSOLOGO: NUEVAS PERSPECTIVAS.

El paso del tiempo hace que el ginecólogo deba compenetrarse de la problemática de la menopausia, porque sus pacientes, que maduran junto con él, así se lo exigen. Poco a poco, aparece la vocación de "menopausólogo" que, paradojalmente, en lugar de limitarlo a un terreno más restringido, lo conduce de nuevo hacia temas de fisiología, medicina interna, higiene, dietética, psicología, que no frecuentaba desde las épocas de su formación médica. Tiene lugar así un interesante retorno, que -al enfrentarlo a aspectos más globales de la salud y la enfermedad- lo obligan a replantear el conjunto de la especialidad desde una perspectiva diferente a la que tenía en un principio.

DECALOGO DE LAS CUALIDADES DEL GINECOLOGO MENOPAUSOLOGO.

Por lo que tiene de multidisciplinario, la práctica de esta nueva faceta de la ginecología, contribuye a disminuir en el ginecólogo el individualismo y el sentido de omnipotencia a los que el ejercicio de la especialidad suele conducirlo.

Por los propósitos preventivos que conlleva la indicación y vigilancia de la terapéutica de reemplazo hormonal abre para el médico el panorama de la medicina profiláctica, que es la medicina del futuro.

En estas circunstancias, más que nunca, el médico debe reunir las siguientes cualidades:

1. Oír con atención, detectando sutilmente los "mensajes ocultos" que contienen muchos planteos en apariencia banales.

2. Tener paciencia para dedicarle el tiempo necesario, como si esa que tiene adelante fuera su única paciente.

3. Despertar confianza en la interlocutora, para favorecer el establecimiento de un diálogo fluido y sincero.

4. Saber sugerir pero sin imponer; hacer pensar antes que persuadir, para dejar a la paciente en libertad de decidir.

5. Estar siempre disponible para aclarar dudas y aconsejar variaciones en el tratamiento adoptado.

6. Ser proclive a la consulta con otros especialistas en aspectos que escapan a su competencia.

7. Saber informar sin generar temores y obsesiones.

8. Es preciso que esté correctamente informado, a través de publicaciones y congresos y que realice una continua evaluación de su propia experiencia clínica.

9. Dada la complejidad de los problemas que encara, aparte de los conocimientos técnicos -teóricos y prácticos- necesarios para abordar los asuntos propios de la ginecología, este "especialista" debe ser lo suficientemente "generalista" como para no olvidar que detrás de ese caso que lo consulta por un trastorno menstrual, un flujo o un nódulo mamario, hay un ser humano, que es un complejo psico-somático, indisolublemente vinculado a una circunstancia existencial. Para esto es de gran ayuda la cultura general.

10. Lo último pero no lo menos importante, ha de tener sólidos principios éticos para discernir la actitud correcta en el momento oportuno.

CAPITULO XXII. LAS CONSULTAS GINECOLOGICAS.

PRIMERA CONSULTA.

La primera consulta antes de comenzar la HTR, que puede ser una de las tantas que hace regularmente al ginecólogo, debe servir para mantener con éste un diálogo prolongado y sincero.

Plantéele todos los problemas que tiene, sus temores y las objeciones que le hayan surgido por conversaciones, lecturas o comentarios. Escuche atentamente la información que el doctor le brinda. Solicítele materiales para profundizar sus conocimientos.

En esta entrevista inicial el ginecólogo, aparte de una historia clínica detallada, realizará:

- el examen clínico completo, incluyendo el de las glándulas mamarias (e insistirá en la importancia del autoexamen mensual) (Ver Capítulo XXIV).

- el ginecólogo realizará la gama de exploraciones que competan a la historia y el examen clínico detallados, pudiendo practicarse unas u otras según el criterio del médico en cada situación. Hay, no obstante, unas exploraciones mínimas, que son recomendables casi siempre. Las opciones posibles son:

- la toma de material del cuello mediante un baja lenguas y un hisopo para un estudio citológico (Papanicolaou); que consiste en la observación microscópica de las células que descaman del cuello y de la vagina, para detectar sutiles modificaciones que pueden señalar la presencia de una infección, una alteración del revestimiento epitelial que con los años degenere en un proceso maligno, o la existencia de un cáncer que no es perceptible todavía a simple vista. (Ver Capítulo XXV).

- la colposcopía, consistente en mirar el cuello, la vagina y la vulva con unos lentes de aumento, provistos además de luz potente y previo teñido con ácido acético y solución de lugol.

Con este procedimiento se detectan zonas que se tiñen anormalmente con los colorantes y que, biopsiadas, pueden mostrar anomalías cancerosas. (Ver Capítulo XXV).

- la ecografía, procedimiento que, mediante los ultrasonidos, hace posible observar la forma y dimensiones del útero y los ovarios. Con la técnica de la ecografía transvaginal es factible medir el espesor del endometrio, que normalmente es de no más de cinco milímetros y que, de hallarse engrosado, puede significar la existencia de pólipos, hiperplasia o cáncer. (Ver Capítulos XXVI y XXVII).

- la biopsia de endometrio, consistente en tomar una pequeña muestra del interior del útero para observarla al microscopio y saber cuál es su grado de desarrollo actual y si existe alguna patología que contraindique el inicio de la HTR. (Ver Capítulo XXVI).

- le solicitará análisis de laboratorio: hemograma, glucemia, creatininemia (para saber cómo funciona el riñón), colesterolemia con determinación de las fracciones HDL y LDL colesterol (para conocer uno de los factores más importantes de riesgo de enfermedades cardiovascular), triglicéridos, estudio de la coagulación, análisis de orina. Es frecuente que se solicite, además, un análisis de materias fecales, para detectar la existencia de sangre oculta, que, de ser positivo, señala la posibilidad de una lesión benigna o maligna del intestino grueso y merecerá otros estudios.

- le pedirá la realización de una mamografía. Esta es una radiografía de las glándulas mamarias, que implica una irradiación mínima, razón por la cual puede ser repetida sin riesgos con cierta frecuencia.

La O.M.S. ha recomendado, a efectos de detectar precozmente el cáncer de mama en etapas previas a la aparición de cualquier nódulo palpable por el médico o la paciente, la realización de una mamografía cada 2 años . (Ver Capítulo XXIV).

- Con referencia a los estudios que tienen que ver estrictamente con la menopausia y sus problemas, puede que su médico le solicite una medida de la concentración de estrógenos (estradiol) y de hormona folículo estimulante (FSH) en sangre. Si Ud. presenta todos los elementos clínicos del climaterio, esto suele ser innecesario, porque seguramente se hallarán valores de estradiol por debajo de 50 picogramos por mililitro y de FSH por encima de 50 mili-unidades internacionales por mililitro. En efecto, cuando las hormonas ováricas faltan, dejan de ejercer el freno sobre el hipotálamo y la hipófisis y ésta libera cantidades muy altas de FSH. (Ver Capítulo II).

Estos análisis pueden ser de utilidad si el cuadro clínico no es muy claro, pero lo que guía la administración de las hormonas no son los resultados del laboratorio sino los síntomas que la paciente relata (sofocos, sequedad vaginal) y los datos que se obtienen del examen ginecológico (adelgazamiento de las paredes vaginales, disminución del moco del cuello uterino).

- Conviene efectuar una densitometría ósea (Ver Capítulo XI) al comienzo, para saber en qué situación se halla su esqueleto. Las estadísticas demuestran que sólo una de cada cuatro mujeres menopáusicas desarrollará una osteoporosis.

* Si la densidad ósea es normal o elevada para la edad y Ud. recién ha finalizado las menstruaciones, deberá repetirse el estudio cada año para saber si el tratamiento hormonal que se le indicó la protege o no de la pérdida de calcio. Si el mismo resultado se obtiene en una mujer varios años después de la menopausia, es probable que pertenezca al grupo de las que no presentarán osteoporosis y no se justifica reiterar el estudio.

* De hallarse una densidad ósea por debajo de lo normal, será necesario insistir sobre todas las medidas de alimentación, ejercicio y medicación que ya fueron analizadas en el Capítulo XI y practicar nuevos estudios de densitometría periódicamente cada año para saber si la desmineralización se ha detenido.

No es aconsejable que inicie la HTR en forma inmediata después de la primer consulta. Es preferible que medite y asimile las informaciones que se le han brindado y que, en una segunda consulta, con los resultados de todos los estudios, comience la medicación.

Algo importante que Ud. debe saber es que no hay dos casos iguales. En consecuencia, no deben realizarse tratamientos "de confección" sino "de medida" para cada paciente.

CONSULTAS SIGUIENTES.

A partir del inicio del tratamiento, Ud. debe mantener un diálogo fluido con su ginecólogo.

Consultarlo sobre los síntomas que puede experimentar y que pueden deberse o no al medicamento que está recibiendo.

Es conveniente llevar un diario, que no tiene por qué ser demasiado detallado, donde consigne la evolución de las diferentes molestias que tenía antes de comenzar la HTR, para saber en forma más o menos objetiva las mejorías que vaya experimentando. Esto ayudará a su médico a regular las dosis hasta alcanzar aquéllas que sean las óptimas para Ud. Estas no necesariamente deben permanecer incambiadas a lo largo de los años, puesto que en ciertos casos podrán requerirse dosis menores a medida que aumenta la edad. También el tipo de medicamento puede cambiarse; Ud. no está obligada a "casarse" ni con la hormonoterapia, ni, mucho menos, con una modalidad específica de ella.

Anualmente debe repetir el examen clínico, el Papanicolaou, la ecografía transvaginal, la dosificación de colesterol y la mamografía.

Este panorama parece abrumador si se observa fríamente, pero es fácil de hacer cuando Ud. se habitúa a ello y tiene la motivación suficiente, habiendo llegado al convencimiento de que con este pequeño "sacrificio" anual evita muchos grandes disgustos.

CAPITULO XXIII. ANTICONCEPCION EN LA PRE Y PERIMENOPAUSIA.

Un tema muy preocupante para las mujeres en el período pre y peri-menopaúsico es el de la anticoncepción.

Por lo general, ya han completado su familia, tienen los hijos que habían proyectado y son conscientes de los mayores riesgos que implica un embarazo después de los 35 años, en especial la mayor frecuencia del mongolismo o Síndrome de Down. Sin embargo, si no existe una patología o enfermedad ginecológica o general, el embarazo transcurre sin mayores complicaciones a esta edad.

Nuestra actitud es alentadora en este sentido, cuando la pareja lo solicita y están dadas las condiciones, en particular tratándose de mujeres que han postergado la maternidad por razones laborales o que se han vuelto a casar.

No obstante, física y psicológicamente, la mujer puede no encontrarse en las mejores condiciones para tener otro hijo, en especial si ya han transcurrido algunos años desde el último parto. A ello se une el hecho de que la perspectiva de criar y educar un hijo es una tarea que requiere muchos años de buena salud y disposición por delante.

Las obligaciones laborales que la mujer va adquiriendo una vez que su familia ha crecido le hacen dificultoso aceptar las renuncias que la maternidad conlleva.

En estos casos se plantea el tema de los métodos anticoncepcionales que son más difícilmente aplicables en esta etapa de la vida.

METODOS NATURALES.

Si utilizaba alguno de los recursos llamados naturales, como el método del ritmo (Ogino y Knauss), el método de la ovulación (Billings), la temperatura basal o una combinación de los anteriores (métodos sintotérmicos, de sinto - síntoma- térmo - temperatura), las irregularidades menstruales, manifestación de los desórdenes en la secreción de las hormonas ováricas, la desorientan y obligan a pasar largos períodos de abstinencia sexual o a vivir con la ansiedad de un posible embarazo frente a cada atraso menstrual.

ANTICONCEPTIVOS HORMONALES POR VIA ORAL.

Si empleaba los anticonceptivos hormonales por vía oral, los mismos deberían sustituirse por la HTR una vez que haya transcurrido un año de la menopausia. Entretanto, podrá seguir utilizando los preparados con bajas dosis (20 y 30 microgramos) de etinilestradiol.

Existen píldoras que contienen gestágenos solamente. Tienen el inconveniente de ocasionar sangrados irregulares y no ser muy eficaces.

ANTICONCEPTIVOS HORMONALES EN INYECCIONES.

Se administran una vez al mes. Tiene buena eficacia anticonceptiva. Producen un sangrado mensual. Constituyen, al mismo tiempo, una modalidad de HTR con todos sus beneficios.

METODOS DE BARRERA ANTICONCEPCION MECANICA.

Pueden hacer uso de los métodos de barrera, ya sea masculinos (preservativo) o femeninos (diafragma o el reciente preservativo femenino, que ha sido retirado del mercado), asociados con óvulos, cremas o esponjas espermicidas (o sea que inmovilizan o matan los espermatozoides). Este recurso, que tiene un índice de fracasos entre el 10 y 12%, no siempre es aceptado por la pareja, debido a las molestias que ocasiona y a las interferencias con la relación sexual que implica.

DIUs.

Las mujeres sin enfermedades a nivel del útero, en particular sin fibromas, pueden recurrir a los dispositivos intrauterinos o DIUs.

Estos son pequeños artefactos de plástico, en forma de T o de ancla, que contienen cobre o progesterona en su estructura. Son colocados por el ginecólogo, habitualmente durante la menstruación, dejando unos hilos muy finos que salen a través del cuello y que se observan fácilmente en la vagina, de los que el especialista tracciona para extraer el DIU en el momento deseado. Aparte de las infecciones del útero y de las trompas, muy poco frecuentes, en general observadas inmediatamente después de la inserción, lo más habitual es que con el DIU de cobre la abundancia menstrual aumente, lo que incluso puede provocar anemia.

En ocasiones los sangrados son irregulares, cosa que no siempre obedece a la presencia del DIU, sino que puede estar vinculado a las alteraciones hormonales que se presentan en esta edad.

Los nuevos dispositivos con progesterona (Mirena M.R.), que deben ser recambiados cada 5 años, tienen la ventaja de reducir considerablemente el volumen de sangre menstrual o interrumpir las reglas, con lo que se evita el primero de los inconvenientes señalados, brindando una anticoncepción muy eficaz.

IMPLANTES SUBCUTANEOS.

En los últimos años, se dispone de un nuevo recurso. Consiste en la colocación, debajo de la piel del brazo, a través de una pequeña incisión que realiza el ginecólogo con el bisturí y bajo anestesia local, de pequeñas barritas de 34 mm. de longitud y de 2,4 mm. de espesor, que contienen cada una 36 mgs de un progestágeno sintético, el norgestrel (sustancia que está contenida en la mayoría de las pastillas anticonceptivas - Norplant M.R.). Estas barritas liberan la hormona hacia la sangre, en pequeñas dosis y durante un período de cinco años, con lo cual se evita la ovulación y, en consecuencia, el embarazo mientras estén colocadas y conserven su contenido en la hormona.

Basta retirar las barritas para que se recupere la fertilidad.

LIGADURA TUBARIA.

Algunas mujeres optan por la ligadura tubaria, que consiste en la sección, coagulación o colocación de un clip en las trompas, con lo que se evita la fecundación. En la actualidad este procedimiento se efectúa mediante la laparoscopía, o sea a través de un instrumento que tiene luz y un sistema óptico de aumento, que permite observar y maniobrar dentro del abdomen, introduciéndolo a través de una pequeña incisión que se efectúa a nivel del ombligo. Esta intervención, que se realiza bajo anestesia general y que no requiere más que algunas horas de internación, implica, sin embargo, una pérdida irreversible de la fertilidad. (Var Cap. XXXI).

COITO INTERRUPTO.

Este recurso, ampliamente utilizado, aparte de ser poco seguro, altera la espontaneidad de la relación sexual y puede ser causa de trastornos.

Considere su caso, consulte con el médico, y en función de sus principios filosóficos, conjuntamente con su compañero, adopte la decisión más adecuada a su circunstancia particular.

REPRODUCCION EN LA MENOPAUSIA.

Los casos de mujeres que fueron madres en plena etapa posmenopáusica son referidos ya en las páginas bíblicas (véase capítulo I). Esta situación, que hasta hace muy poco parecía milagrosa e inimaginada, se ha hecho realidad en el curso de estos últimos años. Se conocen muchos casos de mujeres de más de 50 años que han dado a luz luego de haber recibido uno o más huevos fertilizados "in vitro" (FIV) con óvulos de una donante.

Para que el útero sea capaz de recibir y permitir el desarrollo del embarazo debe ser previamente preparado mediante hormonoterapia de reemplazo. Esta preparación es posible en la medida en que el órgano esté indemne y posea aún receptores que lo hagan capaz de responder al estímulo hormonal.

El tratamiento FIV, que no difiere en lo esencial del que habitualmente se utiliza en casos de infertilidad por diversas causas, es costoso y tiene un porcentaje relativamente alto de fracasos, lo que obliga en estos casos a repetirlo.

Esta terapéutica es muy promisoria para mujeres jóvenes cuyo capital folicular se ha agotado antes de tiempo (menopausia prematura) o cuyos ovarios han sido extirpados quirúrgicamente (véase capítulo IV).

Las interrogantes y discusiones que se plantean son variadas cuando la edad de la madre es tal que la expectativa de vida, y de vida en buenas condiciones, es relativamente limitada, al menos para criar los hijos así concebidos hasta una época razonable.

Surge una pregunta: ¿es admisible tener hijos que deberán afrontar la enfermedad o decrepitud de los padres o que quedarán huérfanos prematuramente y cuya diferencia de edad con ellos profundizará los desacuerdos generacionales, lo que podrá tener consecuencias adversas psicológicas, conductuales, etc.?

Por otra parte, cabe plantear si este nuevo camino que se abre no significa una conquista para la mujer. Hasta ahora, cuando un hombre de más de 50 años era padre de un hijo, ello era festejado y tenido por algo positivo y laudable. ¿por qué negar esa posibilidad a la mujer?

Además, en un momento en que es muy común que ésta aspire a la maternidad más tardíamente, ya sea porque la ha postergado en aras de su realización laboral o porque ha formado tardía o nuevamente una pareja, ¿es lógico pedirle que se ajuste a los límites establecidos por la biología cuando la medicina le ofrece la posibilidad de un embarazo? Y si se admite tal cosa, ¿cuál es el límite "razonable"?

Desde el inicio del siglo XX a la actualidad, la expectativa de vida promedio se ha prolongado de 50 a 80 años (véase capítulo I), y por los aportes de la medicina preventiva la calidad de vida mejora a edades avanzadas.

¿No estaremos asistiendo también a un alargamiento del plazo durante el cual pueden criarse y educarse los hijos concebidos tardíamente?

Dado que la mayoría de las parejas que han tenido la ocasión de vivir esta nueva experiencia la perciben como un hecho gozoso y de rejuvenecimiento, al rechazarlo dogmáticamente, ¿no estaremos privando a muchas parejas, pero en particular a muchas mujeres, de la oportunidad de hacer un "re-contrato" con su vida?

Es difícil saber hasta qué punto recurrir a estos procedimientos implica un acto de egoísmo, que procura satisfacer expectativas frustradas de la mujer en detrimento de la salud o la felicidad del futuro hijo, o bien es una suprema manifestación de amor hacia ese hijo, cuando se afronta el embarazo pese a los prejuicios sociales, las objeciones éticas, las eventuales complicaciones de una gravidez "añosa", hasta los sacrificios económicos que implica.

Ante la posibilidad de incurrir a la adopción, sabiendo que existen miles de niños abandonados que podrían beneficiarse al ser recibidos en el seno de un hogar que los acoge amorosamente, ¿constituye éste un recurso contrapuesto o -más bien complementario del de la fertilización in vitro con abocada de donante después de la menopausia?

Las objeciones de índole ética y religiosa son varias y muy atendibles. A algunas de las ya mencionadas se agrega la de que estos procedimientos contrarían las leyes naturales. Pero ¿no son también antinaturales muchos procedimientos terapéuticos o de reanimación que, sin embargo, se aceptan sin tanta reserva?

Por cierto que el marco o límite ético es fundamental y debe tenerse en cuenta, ante los avances de la medicina, adónde nos conducirá la tentación del hombre por dominar la naturaleza, si aceptamos sin reservas, por ejemplo, la donación de gametos, o de embriones, las crio preservación de éstos, la clonación genética o... los embarazos en ancianas.

Son temas que se prestan a la discusión, que induce a la reflexión y nos permite tomar posiciones más maduras, siempre en libertad de conciencia y teniendo presente un marco ético.

En estas situaciones, más que en otras, debe darse el diálogo sincero y abierto entre los miembros de la pareja, entre éstos y su médico, o mejor, el equipo de salud que los asiste y acompaña en estas decisiones tan delicadas.

La intervención del ginecólogo parece ineludible y evidente.

Pero no menos significativa que la del psicólogo, que debe "bucear" en ese mar insondable de deseos, rechazos, motivaciones, expectativas. La del sociólogo, que enfrenta la problemática conyugal y social que afronta la pareja añosa que desea tener un hijo. La del médico clínico, que será el encargado de evaluar el organismo de una mujer que, con el paso de los años, puede haber desarrollado afecciones que eventualmente se compliquen durante el embarazo.

PARA RECORDAR.

- La menopausia como límite de la edad reproductiva parece desvanecerse lentamente en la medida en que las nuevas técnicas de fertilización asistida han hecho posible los embarazos después de ella.

Los condicionantes culturales quizás sean los que más frecuentemente llevan a discutir y rechazar estas alternativas, que ofrecen a la mujer posibilidades hasta ahora sólo del varón.

- La posibilidad de que el tiempo de sobrevida de la madre luego del embarazo tardío aumente la chance de que no pueda acompañar al hijo en su desarrollo o de que éste quede huérfano precozmente.

No obstante, los progresos de la medicina han incrementado asombrosamente la expectativa y la calidad de vida en el período posmenopáusico.

- Es común que la mujer en edades próximas a la menopausia manifieste el deseo de tener hijos. En ello puede haber cierto egoísmo, pero también mucha valentía para afrontar los riesgos que el embarazo y parto implican a esa edad. ¿Es un logro científico que contribuye a una mayor independencia de las mujeres? ¿Se trata de la búsqueda de la eterna juventud y la anulación de las barreras fisiológicas? Lo cierto es que importantes especialistas en fecundación asistida consideran que, a pesar de éxito obtenido en mujeres posmenopáusica de 50 a 59 años a las que mujeres mucho más jóvenes han donado óvulos, este no es un uso razonable de la tecnología: tener padres de edad avanzada no es lo que ningún niño elegiría.

- El marco ético en el que se mueve toda acción humana y también esta hará posible establecer los límites que separan lo "razonablemente humano y humanizante" de lo "fríamente técnico y degradante para el Hombre".

- Es preciso respetar la libertad de conciencia de cada pareja, que habrá de tomar la decisión luego de un profundo y sincero diálogo entre sus integrantes y con el equipo que la asista.

CAPITULO XXIV. SEXUALIDAD EN LA MENOPAUSIA.

LOS NIVELES DEL SEXO EN EL SER HUMANO.

La sexualidad -y especialmente su expresión como conductas sexuales individuales constituye una de las condiciones más complejas de la naturaleza humana. Los expertos en este tema no se ponen de acuerdo en una definición acerca de lo que "es" la sexualidad ni de cuál es su "finalidad". Por tanto, tampoco existe acuerdo acerca de lo que es "normal" en sexualidad: lo que para algunos es saludable, resulta patológico para otros; lo que unos entienden como natural, es aberrante o perverso para otros.

Parte de esa dificultad de definición obedece al hecho de que el sexo y la sexualidad, en los seres humanos están determinados y condicionados a múltiples niveles.

A partir de la concepción, la carga genética de todas y cada una de las células del organismo es diferente en el hombre y en la mujer. Además, de los 22 pares de cromosomas que determinan las más variadas características personales, existe un par, los cromosomas sexuales, integrado por un cromosoma X y uno Y en el primero y por dos cromosomas X en la segunda: es el sexo genético.

Poco después de la fecundación, en función del mensaje bioquímico contenido en la doble hélice de ácido desoxirribonucleico que forman los cromosomas sexuales, tiene lugar la diferenciación de las gónadas (testículo u ovario) y de los aparatos reproductores propios de cada sexo, con desaparición de las estructuras del sexo contrario: es el sexo somático.

Es así que al nacimiento, de acuerdo con el aspecto de los órganos genitales externos, se le asigna a cada niño un sexo y como tal se lo inscribe en el registro civil: es el sexo civil (legal).

El sexo somático y el civil condicionan pautas de crianza y educativas, que en la mayor parte de las culturas son diferentes para niñas y varones. Tales pautas interactuarán con las influencias biológicas y estructurales para determinar el sexo psicológico.

Este último es, en realidad, muy complejo, ya que en él confluyen -entre otros- la identidad de género (la identificación psicológica que va desarrollando el niño o la niña con uno u otro sexo, el sentir psicológico íntimo de ser varón o mujer), el papel o rol sexual (que es el comportamiento que los individuos adoptan en función de las pautas socialmente exigidas a cada sexo), etc.

Al llegar la pubertad, cuando las gónadas comienzan a segregar cantidades importantes de hormonas sexuales, se asiste a cambios notorios en la conformación del cuerpo (caracteres sexuales secundarios) y también en la psicología y la conducta.

Es en esta etapa en la cual comienzan a cristalizar las "preferencias" sexuales de cada persona. Ellas son la resultante individual de la interacción de todos los condicionamientos que hemos ido señalando, así como de tendencias, preferencias y opciones de cada ser. Por tanto, ellas serán un rasgo integrante de la personalidad. Las preferencias se traslucirán en las fantasías sexuales (el "soñar despierto"), en la curiosidad ante cuestiones de connotación sexual y hasta en la creatividad (por ejemplo artística).

También a punto de partida en las preferencias, se manifestará la conducta o comportamiento sexual. Pero ella estará modulada por varios condicionantes: las costumbres y convenciones vigentes en la sociedad y en la época en que se vive (el sexo social, o sexo cultural), los valores aceptados por el grupo al que se pertenece (la ética sexual social) y las creencias personales (la ética sexual individual).

Es evidente que el sexo social y la ética sexual no son inmutables. Por ejemplo, el sexo social ha presentado cambios notorios en las últimas décadas, lo que nos ha llevado a hablar de revolución femenina en otra parte de esta publicación (Ver Introducción).

En algunos casos, estos diversos niveles de definición del sexo son coincidentes y armónicos, mientras que en otros puede darse una disociación entre algunos de ellos, lo que caracteriza, por ejemplo a los estados de intersexualidad, bisexualidad, transexualidad y homosexualidad.

Todo este complejo entramado justifica la dificultad, antes señalada, de definir la esencia y la finalidad de la sexualidad, así como de demarcar los límites de la "normalidad" sexual. También justifica, a nivel individual, que la sexualidad tanto pueda ser fuente de gratificación, armonía y crecimiento personal y de pareja, como motivo de desdicha, angustia y crisis existencial e interpersonal.

No pretendemos embarcarnos en un análisis meticuloso de todas estas cuestiones, pero a los efectos prácticos distinguiremos, entre las dimensiones de la sexualidad, dos que resultan claramente distintas y que suelen justificar la aparición de problemas en la época peri y post menopáusica.

LAS FINALIDADES DE LA SEXUALIDAD.

La finalidad reproductiva de la sexualidad ha sido tradicionalmente la menos problemática, por ser unánimemente valorada como positiva, al garantizar la perpetuación de la especie.

Algo totalmente diferente ha sucedido con la finalidad vinculada a la satisfacción del impulso sexual no procreativo, cuya legitimidad sólo ha sido reconocida en época reciente. Esta finalidad ha recibido múltiples denominaciones, según los criterios manejados por cada autor, desde "placentera" (para quienes el placer sexual es un valor en sí mismo al margen de cualquier otra connotación), hasta "unitiva" (para quienes la finalidad última es la de promover la comunión de dos seres a lo largo de la existencia, en diálogo de mutua entrega).

A fin de evitar embanderamientos y para mantener una postura ecléctica, llamaremos "libidinal" a ésta función, ya que el término libido evoca un significado técnico y aparece, en nuestra época, como menos contaminado por ideologías particulares.

Las finalidades procreativa y libidinal aparecen ligadas durante la etapa reproductiva, salvo en los períodos naturalmente infértiles de la mujer (algunas fases del ciclo ovárico, el embarazo, la lactancia) o cuando se toman medidas anticonceptivas artificiales (anticonceptivos hormonales, DIU, métodos de barrera, coito interrupto, ligadura tubaria, etc.).

Luego de la menopausia, cuando la mujer pierde su fertilidad, la función reproductiva desaparece, persistiendo la libidinal. En rigor, es esquemático hablar de desaparición o persistencia, ya que en los seres humanos, ambas funciones van bastante más allá de su finalidad inmediata. Así, la reproducción es sólo una parte de la función procreativa, que implica la responsabilización de ambos progenitores por la crianza, educación, e incorporación a la vida social y comunitaria de sus hijos, y que por tanto es una función que no se agota nunca ya que está permanentemente ligada a los sentimientos y lazos que fundamentan la idea de familia.

Y la función libidinal -especialmente cuando se cumple en un ámbito de pareja estable implica no solamente la unión física, sino también la unión emocional y espiritual que garantizan para ambos miembros la igualdad ("pareja") en dignidad humana.

Tal concepción de estas finalidades de la sexualidad, transforman la noción de "impulso" o "instinto" para enmarcarla en una interacción personal que hace de la relación de pareja y de su proyección familiar y social, un acto humanizado, integral e integrador.

La sexualidad es así, no solamente relación sexual (aun cuando esta resulte una actividad importante -y para muchas parejas de capital jerarquía) sino, además, un conjunto amplio de actitudes y conductas que permiten el mantenimiento de la unión de pareja, aún en aquellos casos en los cuales la función coital se reduzca.

La sexualidad después de la menopausia presenta cambios cuali y cuantitativos que es importante conocer. Especialmente, es necesario entender que algunos de estos cambios son normales, esperables, otros son consecuencia de desajustes emocionales, casi siempre corregibles (a veces muy fácilmente); finalmente algunos pueden ser patológicos y, por tanto, requieren asistencia y tratamiento especializado.

PROBLEMAS SOMATICOS DE LA SEXUALIDAD EN LA EPOCA POSREPRODUCTIVA.

Algunas de nuestras pacientes suelen manifestar que, coincidiendo con la menopausia, han perdido el interés sexual en forma más o menos brusca.

Se ha visto (Ver Capítulo III) que las hormonas ováricas, actuando a nivel hipotalámico, pueden ser las responsables de esto. También fue analizado (Ver Capítulo VIII) que la atrofia vulvar y vaginal determina dolor coital, que conduce a la anorgasmia y ello puede explicar la indiferencia señalada.

Es evidente que la HTR, por sus efectos sobre el sistema nervioso, así como por su acción estimulante del trofismo del aparato genital, mejoran tales trastornos.

Pero es necesario entender que sexualidad no es sinónimo de genitalidad, sino que es toda una dimensión de la personalidad con aspectos somáticos, afectivos, intelectuales, sociales y éticos.

A veces, lo que aparenta ser una alteración en la expresión genital de la sexualidad, traduce en realidad un problema en alguno de los otros aspectos. La pretensión de corregir en forma casi mecánica el desajuste genital sin considerar los otros aspectos estará casi seguramente condenado al fracaso. Nos extenderemos sobre estos hechos en breve.

Algunos autores han propuesto la administración combinada de estrógenos y andrógenos en los casos de disminución de la libido, con muy buenos resultados, siempre que se utilicen con precaución. Aquí, nuevamente, es necesario señalar que la pretensión de encontrar un medicamento que actúe como "afrodisíaco" puede chocar contra la realidad de una libido deprimida por causas psicológicas, emocionales o existenciales y no atribuible a la "edad" u otras razones biológicas. Es menester tener presente como ha sido remarcado por destacadas autoridades, que a cualquier edad, el mejor afrodisíaco es el amor.

Varios investigadores señalan que en una importante proporción de los casos la disfunción sexual femenina coincidente con la menopausia obedece a trastornos del varón. En éste la disminución de los niveles de testosterona es más paulatina y conserva la capacidad de formar espermatozoides hasta edad avanzada. Pero a partir de los cincuenta años, presenta con frecuencia creciente trastornos de la libido, la erección o la eyaculación, por causas orgánicas (enfermedades vasculares, neurológicas, medicaciones, alcoholismo, tabaquismo) o psicológicas (estrés, depresión, agotamiento). Pero asimismo, debe señalarse que dentro de éstas últimas causas adquiere un papel gravitante la pérdida del "entusiasmo" sexual, que toda pareja debe procurar mantener, reafirmando la atractividad mutua y reasegurando uno al otro la importancia que la unión física y emocional tiene para ambos.

La expresión en pareja de la sexualidad es una función compartida o coparticipativa; el reencauzamiento de una situación problemática exige el compromiso de ambos integrantes de la pareja. Todo cambio a nivel sexual que desacompase el funcionamiento de pareja y que no sea encarado en forma conjunta por los dos, casi forzosamente ocasionará un agravamiento del desentendimiento o disfunción sexual.

LA CRISIS EXISTENCIAL Y SEXUAL DE LA MUJER MENOPAUSICA.

Estas modificaciones de la sexualidad están enclavadas en encrucijadas existenciales más complejas, que contribuyen a determinar en la mujer y en el hombre, conductas peculiares de esta etapa de la vida, que pasamos a analizar brevemente.

En la mujer, la crisis existencial corre pareja con los trastornos hormonales propios de la menopausia y suele afectar la vida sexual. Su mundo se conmociona especialmente cuando en función de una casi exclusiva dedicación a lo que ha entendido como sus deberes de esposa y madre, ha postergado sus proyectos personales y ve con desolación que en el argumento de su vida se esfuma el papel de madre con el alejamiento de los hijos del hogar. A esto se suma, muchas veces, la pérdida del engañoso papel de hija, al sobrevenir la enfermedad y muerte de los padres.

Pero en forma mucho más desoladora, aparece la evidencia del desbaratamiento del papel de esposa, transformado en un mero acompañamiento (ya que no verdadero compañerismo) de un hombre que ha seguido desarrollando sus actividades laborales o profesionales y que, lejos de comprender los momentos de depresión de su mujer, los soslaya como hechos inevitablemente fastidiosos "propios de la edad", o los tolera (tratando de que no lo molesten demasiado a él) porque "ya pasarán".

Si la relación conyugal no estaba sólidamente afianzada por un diálogo profundo y sincero, puede tambalearse cuando la belleza física declina, la libido disminuye (muchas veces por la crisis emocional, más que por verdaderas razones orgánicas, como ya vimos), las relaciones sexuales se vuelven displacenteras, el esposo es ajeno o indiferente a la situación.

Para algunas mujeres el coito se convierte en una burda simulación de la relación placentera y gratificante de otras épocas, y para no pocas, al no tener ya significado procreativo (aunque más no sea potencialmente) pierde el sentido de "diálogo fecundo" para el cual cultural o educativamente se las condicionó. A veces el coito es el pesado y doloroso tributo para mantener la vinculación con un hombre que las solicita y al que no desean frustrar ni perder. Cuántas veces nuestras pacientes buscan un pretexto de enfermedad que las exima de lo que consideran una penosa obligación.

Cuando las causas para la disfunción sexual son físicas, y la mujer vive su sexualidad como una dimensión positiva y valiosa de su vida, se siente revivir con la HTR, al recuperar su bienestar y mejorar las condiciones psicológicas y genitales para el sexo.

En cambio, cuando la disfunción sexual es solamente un elemento más dentro de un cuadro de profunda crisis psico-emocional, sólo un proceso de reeducación, revalorización de su condición de mujer, de su cuerpo y de su sexualidad, será capaz de abrirle nuevos horizontes. Pero aún en estos casos, la HTR es un valiosísimo coadyuvante, en función de la mejoría y bienestar que determina, y que coloca a la mujer en mejores condiciones para encarar con más optimismo un reencauzamiento de su vida sexual y de pareja.

Algunas mujeres, que conservan un nivel de hormonas femeninas adecuado después de la menopausia, debido a la conversión periférica de andrógenos a estrógenos o bien porque han comenzado precozmente la HTR, transcurren la etapa sin sufrir dificultades en su vida sexual. Es más, liberadas del temor al embarazo, a partir del momento en que saben que, al no ovular, han dejado de ser fértiles, tienen un aumento del deseo sexual.

Cuando la respuesta del cónyuge es adecuada, disfrutan de una etapa, a veces larga, de vida sexual satisfactoria. Hemos observado -dicho sea al pasar- una mejor conservación del trofismo genital en mujeres menopáusicas que se mantienen sexualmente activas que en las que no lo son.

Pero importa insistir en el papel sustancial que corresponde al cónyuge, al "compañero" (el que comparte), en su rol de coprotagonista en un acto que debe ser -quizás en ésta etapa de la vida más que en cualquier otro- de reafirmación del significado de cada uno para el otro. Una sana relación sexual, puede ser el mejor vehículo para manifestarse recíprocamente, con palabras y gestos, el mutuo amor.

Si la mujer no encuentra en su cónyuge una respuesta adecuada, puede volcarse a aventuras extraconyugales, que si bien la reconfortan físicamente, pueden sumirla en sentimientos de culpa, ya sea por contradecir los principios morales en los que fue educada o por chocar con las reglas de vida que ha aceptado hasta entonces. Hemos visto a menudo que, a la larga, esto puede frustrar y aumentar la sensación de soledad, puesto que él o los "partenaires" suelen ser más jóvenes o tener otros vínculos afectivos o legales, que les impiden brindar apoyo y respaldo duraderos.

Una situación que casi no observamos es que estas mujeres cambien la orientación de sus intereses sexuales y procuren experiencias homosexuales. Si bien la homosexualidad y la bisexualidad son más frecuentes de lo que podría creerse y que tales conductas pueden ser pasajeras u ocasionales, es raro que una mujer heterosexual inicie una relación homosexual en la menopausia, aún en aquellos casos en que físicamente se observe des feminización y androgenización (Ver Capítulo XXIII).

Cuando la mujer queda viuda, lo mismo que en el caso de las solteras, es hoy día más factible que procuren un compañero sexual, por tiempo prolongado u ocasionalmente. No obstante, muchas veces las convenciones sociales -que desalientan y desvalorizan la sexualidad de la mujer mayor- así como la progresiva disminución del número de varones en relación con el de mujeres a medida que transcurre la edad, son factores que dificultan dichos encuentros.

Esto lleva a muchas de ellas a la abstinencia, involuntaria o como opción de vida, así como a la sublimación de la libido en actividades de orden intelectual, artístico, religioso o socio-político.

¿QUÉ LE OCURRE -MAS O MENOS PARALELAMENTE- AL VARON?

Aparte de los trastornos físicos ya mencionados, el varón está solicitado por tensiones laborales importantes, en un momento en que alcanza posiciones de responsabilidad y contrae obligaciones impostergables. Se ve involucrado en una vorágine de trabajo agotador que le deja poco tiempo y energías para el sexo. ¿O es que en ocasiones ello es el pretexto para no enfrentar su decadencia sexual?...

Téngase presente que el varón, con mucha mayor frecuencia que la mujer, cae en la rutinización de la vida amorosa, que se vuelve pura satisfacción (lo más rápido y menos comprometido posible) del apetito sexual. Ello vuelve a la relación rutinaria, mecánica, deshumanizada y -finalmente- tediosa y hasta prescindible. La falta de interés en la persona (integralmente entendido) de la compañera, da paso a la falta de deseo y, por último, a la indiferencia sexual, que sólo muy ocasionalmente volverá a parecerse a la pasión y que, de concretarse en acto, se revelará un mero rescoldo que fuego que fue.

En ciertos casos, el hombre que se asoma a los cincuenta años hace -aunque no quiere admitirlo conscientemente- una evaluación de su vida pasada. Se siente acuciado por la impresión del poco tiempo útil que le queda por delante. Experimenta, ante la cercanía de la vejez, la urgencia de hacer cuanto ha dejado pendiente.

Puede suceder entonces que quiebre abruptamente su programa de vida, se lance a experiencias nuevas, rechace los compromisos familiares y deshaga los lazos conyugales. Como un adolescente trasnochado, vive vertiginosamente y abandona a su compañera de años, que personifica para él el pasado, la rutina y es el testigo de sus fracasos y frustraciones. Y lo hace justamente cuando ésta atraviesa la difícil transición de la menopausia. Y las crisis se suman y potencian...

¿CUAL ES LA CAUSA MAS IMPORTANTE DE DESENTENDIMIENTO SEXUAL?

Estas situaciones, que recogemos de la experiencia clínica, obedecen en general a una falla de la relación de pareja, que puede ser actual o arrastrarse de tiempo atrás. En la base de estas hecatombes suelen haber años de incomunicación, de incomprensión, disimuladas en el ajetreo de la lucha por los objetivos materiales. También puede haber inmadurez e incapacidad para asumir los propios defectos y procurar corregirlos, así como para ir adaptándose a las circunstancias cambiantes de la vida.

PARA REFLEXIONAR Y SACAR SUS CONCLUSIONES.

. La sexualidad cambia a medida que transcurre la vida, más ostensiblemente después de la menopausia.

. Es importante que Ud. y su esposo comprendan y asuman ese cambio.

. Debe quedar claro que esta función tan trascendente, no termina con la finalización de la capacidad reproductiva.

. Es preciso que amplíen y profundicen ese diálogo interpersonal que es la sexualidad, para que el mismo siga siendo fecundo en esta etapa y continúe afianzando los lazos que los unen.

. Si fuera necesario, recurran a consulta especializada con un sexólogo o con un terapeuta de parejas para que analice las circunstancias peculiares de su caso y señale los cambios de conducta que pueden resultar de utilidad, con el ginecólogo, para que instaure la terapéutica de reemplazo hormonal, con el urólogo-andrólogo para que trate las disfunciones masculinas si éstas existieran.

. Todas estas medidas en defensa de una sexualidad sana son particularmente trascendentes puesto que el momento que viven, como lo hemos dicho en repetidas ocasiones, es un período de transformaciones o aún de crisis, que ponen a prueba la estabilidad personal y conyugal, las que son preservadas por esta función compartida.

. Sólo la mutua comprensión, emanada de un diálogo sincero entre Uds. Puede permitirles sortear los obstáculos e ir adaptando las conductas a las condiciones variable que impone la biología y la circunstancia.

. Mejoren su bienestar general, procurando mantenerse sanos física y espiritualmente, involucrados en un trabajo estimulante y maduros frente a los cambios.

. Reduzcan el estrés, para lo cual la psicoterapia, el ejercicio físico, el yoga, o una actividad creativa pueden ser importantes.

. Disminuyan el consumo de bebidas alcohólicas y de tabaco; corrijan la alimentación defectuosa (sobretodo excesiva); reduzcan al mínimo necesario las medicaciones que pueden interferir con el sexo.

. Procuren hacer el amor por la mañana cuando las energías son mayores, después de un sueño reparador y cuando -según algunos autores- los niveles de testosterona en el varón son más altos.

. Introduzcan innovaciones imaginativas (de lugar, vestimenta y técnica) en la práctica sexual para cortar la rutina.

. No olviden los mutuos estímulos -genitales y extra genitales- preparatorios del coito, que aseguran mayor satisfacción.

. No se consideren frustrados si, pese a ello, no siempre logran un coito satisfactorio o a veces la relación queda reducida a las restantes expresiones sexuales, ya que ellas suelen ser igualmente gratificantes.

. No se obsesionen por mantener una frecuencia coital pre establecida, porque esto puede disminuir el goce.

. En caso de enfermedad de alguno de los dos, que dificulte la relación sexual, consulten con el especialista acerca de los medios para mejorarlas.

. Procuren no caer en la abstinencia, salvo que la misma sea el fruto de una decisión personal libre y Ud. la haga fecunda por su entrega a actividades que resultan a su juicio trascendentes.

CAPITULO XXV. GORDAS Y FLACAS, ALTAS Y BAJAS EN LA MENOPAUSIA.

LOS BIOTIPOS FEMENINOS.

Si Ud. se mira al espejo, analiza su personalidad y se compara con las mujeres que conoce, advertirá que hay variantes infinitas en el aspecto corporal y en el temperamento.

Pueden, sin embargo, agruparse esquemáticamente en distintos grupos.

Al margen de las características raciales, hay mujeres delgadas y obesas. Cualquiera de las dos pueden ser altas o bajas. De la combinación de estos rasgos surgen biotipos que son de interés para el tema de la menopausia. Evidentemente, no se trata sino de tendencias generales, de suerte que la individualidad de cada mujer prima por encima de todo y la tendencia está llena de excepciones. Sin embargo, sí sirven como una línea general a la que tienden a ajustarse los rasgos de grandes poblaciones.

Una forma muy sencilla de conocer su biotipo es mediante el cálculo del índice de masa corporal. Basta con dividir el peso sobre la talla elevada al cuadrado. Si esta operación da por resultado menos de 20, Ud. es delgada; si está entre 20 y 25, su peso es adecuado; si oscila entre 25 y 30, tiene sobrepeso y si se ubica por encima de 30, puede considerarse obesa, con todas las consecuencias que esta situación implica para la salud.

MUJERES DELGADAS.

Las altas y delgadas, también llamadas leptosómicas, tienen estatura elevada, miembros largos, manos finas, tórax angosto, abdomen apenas prominente. Suelen ser introvertidas, de carácter apagado, taciturno, si bien inteligentes y con capacidad para el trabajo intelectual. No es raro que presenten una pubertad más tardía, alteraciones menstruales y problemas para concebir o para dar a luz sus hijos durante la etapa reproductiva. Llegada la menopausia, suelen experimentar un síndrome climatérico importante por la falta muy marcada de hormonas sexuales ováricas. En ésta etapa las mujeres adelgazan y sus caracteres

165

sexuales femeninos tienden a desdibujarse: las mamas se achican, la figura se vuelve angulosa, el aparato genital se atrofia, la piel, habitualmente fina, se hace apergaminada, seca, arrugada, lo que unido a la disminución de las masas musculares, lleva a que adquieran precozmente un aspecto avejentado. Este es el grupo, según ha sido visto en el Capítulo XI que tienen mayor tendencia a presentar osteoporosis y, más tarde, fracturas. Ellas son las principales beneficiarias de la HTR desde el momento de la última menstruación.

Algo similar sucede con las bajas y delgadas, mujeres gráciles, de esqueleto pequeño, de temperamento inquieto, que igualmente deberían recibir HTR.

MUJERES OBESAS.

En cuanto a las obesas, sean altas o bajas (éstas últimas denominadas pícnicas), ofrecen algunas variantes que merecen comentario aparte. El tejido adiposo puede distribuirse uniformemente en el cuerpo: es la obesidad universal.

También puede observarse que la grasa predomina en la mitad inferior del cuerpo, alrededor de la pelvis y en los muslos: es la obesidad central-inferior o un "pantalón de montar". En ellas la circunferencia de la cadera supera a la de la cintura: relación cintura/cadera inferior a 1. Estas mujeres, en virtud de la transformación de los andrógenos segregados por el ovario y la glándula suprarrenal en estrógenos débiles (especialmente estrona) a nivel del tejido adiposo suelen tener –al llegar a la menopausia- pocos síntomas climatéricos o no presentarlos en absoluto. Las glándulas mamarias, así como el aparato genital, conservan su trofismo. Las primeras pueden incluso aumentar de volumen. La piel se mantiene tersa y elástica, con pocas arrugas. No es infrecuente que esta obesidad se acreciente en la etapa posterior a la menopausia y adquieran el "aspecto de matrona", que tantas veces se ha presentado asociado a la figura de la suegra. Estas mujeres, que carecen de progesterona, puesto que ya no ovulan, tienen su organismo sometido al efecto prolongado de los estrógenos, sin la acción antagónica de la primera hormona citada.

Suelen desarrollar trastornos a nivel endometrial (el revestimiento interno del útero), que se ponen de manifiesto por sangrados más o menos copiosos y frecuentes. Los mismos son la manifestación de una hiperplasia (aumento del espesor del endometrio) o de un cáncer de endometrio. También se ha observado mayor tendencia a padecer cáncer mamario. Ellas -habitualmente- deben recibir sólo progesterona durante 12 a 14 días por mes o en forma continua, con lo que se evitan las consecuencias del estímulo sostenido de los estrógenos. En general no presentan osteoporosis.

Un tercer grupo de obesas está formado por aquellas mujeres que tienen el tejido adiposo más abundante en la mitad superior del cuerpo: obesidad de tipo central-superior. La circunferencia a nivel de la cintura es mayor que a nivel de las caderas, o sea que la relación cintura/cadera es mayor que 1. Las pertenecientes a este grupo suelen tener un aumento de la insulina (hiperinsulinismo), así como de las hormonas masculinas de origen ovárico y especialmente, suprarrenal. En parte, estas hormonas se convierten en estrógenos a nivel del tejido adiposo y ocasionan similares consecuencias a las ya mencionadas para el grupo anterior. Pero el exceso de andrógenos determina en ellas la aparición de algunos caracteres sexuales propios del varón: aumento del vello corporal, aparición de vello facial (bigote y barba), disminución de la abundancia del cabello a nivel de la zona frontal (calvicie frontal), incremento de la secreción sebácea en la piel y en el cuello cabelludo (seborrea), en ocasiones acné, aumento del volumen de las masas musculares, cambio del tono de voz, que se vuelve más grave (abaritonamiento de la voz), aumento del tamaño del clítoris (hipertrofia clitoridiana).

Paralelamente se ha señalado, aunque el mismo no pueda atribuirse únicamente a factores hormonales, un cambio de carácter, con aparición de actitudes de mando.

Estas mujeres se benefician sobremanera con la HTR, pero además, en el caso frecuente de tener hiperinsulinismo, deben recibir medicamentos que mejoran la sensibilidad de los tejidos a la insulina (Metformina), así como procurar una disminución del peso (mediante dieta adecuada y ejercicio físico regular).

MUJERES ATLETICAS.

Un grupo aparte lo constituyen las mujeres atléticas. Esta conformación corporal, debida más a la modalidad de vida -en relación con la personalidad y la educación- que a factores genéticos, se caracteriza por el desarrollo del esqueleto con predominio -aunque leve- del ancho de los hombros con respecto al de la cadera y acentuación del volumen de los músculos. La grasa corporal se halla disminuida, aunque el peso se mantiene por el mencionado incremento de la masa muscular. En el curso de la etapa reproductiva el ejercicio sostenido pero moderado tiene -según se vio en el Capítulo XI-, un efecto beneficioso sobre el aparato cardiovascular y el esqueleto. A nivel de este último aumenta la densidad ósea máxima, con lo que los efectos de la osteoporosis, en caso de que ocurra, se ponen de manifiesto más tardíamente.

Dentro de este grupo están, además, las mujeres atletas, que han efectuado ejercicio físico importante y a veces entrenamiento, que agrega, a la intensidad de la actividad física, el estrés de la competencia.

No es raro observar en estos casos, durante la vida reproductiva, lo mismo que se ve en las bailarinas, irregularidades menstruales que pueden llegar a la falta de reglas (amenorrea). Si esto sucede es porque el ovario deja de producir hormonas, con lo que se dan condiciones similares a las de la posmenopausia, con análogas consecuencias sobre el esqueleto(osteopenia u osteoporosis).

Este presenta desmineralización, que si el trastorno se prolonga tiempo suficiente, puede llegar a comprometer la resistencia de los huesos frente a traumatismos, que, por otra parte, son más frecuentes entre los deportistas.

Al llegar a la menopausia, estas mujeres parten de una densidad ósea ("capital óseo") ya reducida, por lo que alcanzarán con más rapidez el "umbral de fractura". De ahí que es muy importante disminuir el ejercicio exagerado cuando ocasiona trastornos menstruales e instituir rápidamente la HTR una vez finalizadas las reglas.

MUJERES PROMEDIO.

Cuando las características corporales son intermedias entre los grupos antes mencionados, se dice que la mujer es normo línea o normo típica.

LA TEORIA DE LA EVOLUCION DEL SEXO DE MARAÑON.

Ya hace muchos años, el genial endocrinólogo español Gregorio Marañón emitió la hipótesis de que, a lo largo de la vida, se opera una evolución de los caracteres sexuales, desde la etapa de indiferenciación, pasando por la de sexo femenino, para llegar a la de sexo masculino.

Así es que, en el varón, luego del período de la infancia, se observa en la adolescencia –que según el mencionado autor sería particularmente crítica en el sexo masculino- una feminización pasajera, tanto somática (aparición de cierta distribución femenina del tejido adiposo y aumento del volumen mamario) como psicológica: es la fase que denomina "del efebo".

Más tarde se completa la masculinización, con lo que el proceso queda culminado.

En la vejez ocurre sólo una involución progresiva de los caracteres sexuales secundarios masculinos, que se conservan -no obstante- hasta edad avanzada.

En la mujer la evolución es similar, aunque las etapas se cumplen de manera diferente.

Desde la fase de sexo indiferenciado propia de la niña, se pasa a la maduración de los caracteres femeninos en la adolescencia, que la hacen apta para la reproducción. En la menopausia, que sería tan "crítica" en la mujer como la adolescencia en el varón, con la declinación de la función ovárica, ocurre paralelamente al síndrome climatérico, un incremento de la secreción o del efecto de las hormonas masculinas. A consecuencia de ello se observan, en mayor o menor medida siempre, aunque con más evidencia en el grupo biotipológico descrito en último término, la aparición de caracteres masculinos.

Exponemos está interesante hipótesis porque refleja muy bien los cambios observados en la clínica en el curso de la vida de la mujer, aunque no siempre son tan manifiestos para llamar la atención.

BIOTIPOS Y PSICOLOGIA.

Con estos biotipos, que son un conjunto de características morfológicas del cuerpo, algunos autores han asociado la tendencia a presentar determinados trastornos psicológicos. Es así que las leptosómicas son víctimas más frecuentes de reacciones esquizoides o esquizofrenia, en tanto que las pícnicas presentan más a menudo modificaciones cíclicas del carácter (ciclotimia), que pueden llegar a la psicosis maníaco-depresiva.

Esto es también una simplificación, un esquema, señala una tendencia estadística, pero no significa que en cada caso individual deba necesariamente ocurrir así. La gran mayoría, salvo las neurosis, que por tan comunes casi podrían considerarse normales, no tienen patología psíquica.

También ha de advertirse que -por el contrario- son los trastornos psicológicos los que pueden conducir a cambios en el aspecto físico, como es el caso del adelgazamiento extremo en la anorexia nerviosa o el sobrepeso debido a la "angustia oral".

A MODO DE CONCLUSION.

Como hecho incontrovertible, cada mujer es una individualidad diferente, tanto desde el punto de vista orgánico como psicológico. En la menopausia tales rasgos suelen exagerarse: la delgada disminuye de peso, la obesa aumenta más. Muchas facetas de la personalidad cobran relieves tan salientes que llaman la atención y pueden llegar a adquirir caracteres patológicos, con distorsión de la vida individual y social de esa mujer. En otras palabras, cada mujer tiene una menopausia peculiar o propia. No hay dos casos iguales. Por eso el tratamiento habrá de ser individualizado y adaptado a cada caso particular. Reiteramos lo dicho en el Capítulo XII, no hay terapéuticas "de confección" sino que deberán ser todas de "medida".

CAPITULO XXVI. LAS GLANDULAS MAMARIAS EN LA MENOPAUSIA.

En este capítulo abordaremos un tema que interesa a todas nuestras pacientes: las glándulas mamarias.

Estos órganos, tienen un gran significado biológico, ya que son los que permiten la alimentación del recién nacido hasta que adquiere madurez suficiente para nutrirse con productos procedentes del reino animal o vegetal.

En el momento actual, disponemos de productos artificiales de gran calidad para la nutrición del recién nacido, por lo que la lactancia materna parece no tener tanta trascendencia.

Hasta hace no muchos años, cuando la madre no podía amamantar a su hijo, debía recurrir a nodrizas o "amas de leche" para que le aportaran el sustento adecuado; de otro modo el neonato no podía sobrevivir.

Aparte de la importancia nutritiva, el amamantamiento hace posible la transmisión de anticuerpos que permiten al recién nacido hacer frente a las agresiones infecciosas del medio ambiente. También tiene un gran significado desde el punto de vista psicológico, para afianzar la relación madre-hijo.

Además de lo antes mencionado, las glándulas mamarias tienen importancia en la vida sexual, en la identificación de la mujer como tal. De ahí lo que para toda mujer implica conservar senos estéticamente adecuados. Son de los atributos propios de la femineidad que resultan más evidentes y manifiestos. Otros podrán llevarse escondidos o disimulados, pero las glándulas mamarias son más ostensibles y cada vez más en función de las costumbres o modas.

DESARROLLO Y ESTRUCTURA DE LAS GLANDULAS MAMARIAS.

Las glándulas mamarias se forman a partir de la piel. Ya están presentes en la recién nacida y son capaces de responder a hormonas procedentes de la madre. Es un hecho de observación frecuente que al nacer están más tumefactas y pueden incluso producir leche, cosa que en el lenguaje popular se conoce como "leche de brujas".

Las glándulas mamarias constan de un sistema de conductos, ramificados como las ramas de un árbol, que van a desembocar en poros ubicados en el pezón o mamelón. Los citados conductos, llamados galactóforos, terminan por su otro extremo en unas pequeñas dilataciones, cubiertas por células que son las encargadas de segregar leche. Estas formaciones, parecidas a las manzanas del árbol, se denominan acinos. El conjunto de conductos y acinos está rodeado por un tejido, constituido por un gel, en medio del cual hay células alargadas: es el tejido conjuntivo, que equivaldría al follaje, a las hojas de ese árbol.

Todas estas estructuras tienen la propiedad de reaccionar ante el estímulo de las hormonas. Estas son "mensajeros químicos", encargados de inducir respuestas en los órganos que tienen las "cerraduras" adecuadas para que esas "llaves" funcionen. Entre las hormonas que actúan sobre las glándulas mamarias están: la hormona de crecimiento, la hormona tiroidea, los corticosteroides, la insulina y, principalmente, la prolactina y las hormonas ováricas (estrógenos y progesterona).

Desde el nacimiento a la adolescencia, las glándulas mamarias permanecen poco desarrolladas. A partir del momento en que el ovario comienza a producir hormonas, algunos años antes de la primera menstruación, los senos crecen y adquieren primero forma cónica y más tarde, semiesférica. Esto es debido al desarrollo de los tres elementos que lo forman: los conductos, los acinos y el tejido conjuntivo.

Una vez alcanzada la etapa reproductiva (Ver Capítulo I), cuando comienzan los ciclos ovulatorios, las glándulas mamarias sufren, cada mes, un proceso de crecimiento que alcanza el máximo en período premenstrual. En ese momento, la mujer suele notar sensación de tensión e incluso dolor (mastalgia o mastodinia premenstrual). Al iniciarse la menstruación, nuevamente se reducen de volumen y desaparece toda molestia.

Cuando ocurre un embarazo, la placenta produce cantidades crecientes de estrógenos y, preferentemente, de progesterona. La hipófisis segrega cada vez más prolactina.

Tanto unas como otra influyen sobre las glándulas mamarias y determinan aumento de su volumen, lo que constituye un signo indirecto de embarazo. Se preparan para estar en condiciones de producir leche cuando nazca el niño. Mientras la placenta continúa fabricando sus hormonas la secreción de leche está frenada. Luego del parto, cuando la placenta es expulsada, junto con ella desaparecen bruscamente los estrógenos y la progesterona de la sangre. Las glándulas mamarias, bajo la acción de la prolactina (y de las otras hormonas ya vistas) comienzan a producir leche. En el período de amamantamiento, con cada lactada, a raíz del estímulo provocado por la succión del pezón, se produce más leche. Observe qué maravillosa coordinación de fenómenos biológicos destinados a asegurar la nutrición del recién nacido.

DISPLASIAS, GALACTORREA Y TUMORES BENIGNOS.

En condiciones anormales, si el equilibrio entre estrógenos y progesterona de cada ciclo ovárico se rompe, las glándulas mamarias sufrirán las consecuencias. Es así que puede verse un desarrollo exagerado del tejido conjuntivo (fibrosis), aisladamente o asociado con un crecimiento desmedido de los acinos, en cuyo interior se acumula líquido, formando quistes (hiperplasia fibroquística).

La molestia premenstrual puede hacerse más intensa y prolongarse durante más días a lo largo del ciclo.

En estas circunstancias, la mujer nota que la consistencia de sus mamas es irregular, con zonas más firmes y con irregularidades, que recuerdan a las de una bolsa llena de lentejas o de nueces.

En ciertos casos, generalmente a consecuencia de un aumento anormal de la prolactina, ocurre secreción de leche fuera del período de embarazo y lactancia. La misma se puede poner de manifiesto espontáneamente, con humedecimiento de los vestidos, o aparecer cuando se aprieta o exprime la glándula, como gotitas blancas que salen por el pezón.

Esta secreción láctea, denominada técnicamente galactorrea, debe distinguirse de otros corrimientos, de color verdoso o sanguinolentos. En cualquier circunstancia, Ud. debe consultar al médico, quién le señalará los estudios necesarios.

Como ocurre en otros órganos, en las glándulas mamarias pueden formarse tumores benignos: los más frecuentes son los fibroadenomas, que se perciben como un nódulo redondeado y bien netamente separado del tejido vecino, como si fuera una "bolita", que rueda con facilidad bajo los dedos. Se soluciona con la extirpación quirúrgica simple.

EL CANCER MAMARIO. (Ver también Cap. XVI)

El gran problema que plantea la glándula mamaria es el del cáncer. Este afecta a una de cada diez mujeres. Su frecuencia se incrementa a medida que la mujer tiene más edad, de ahí que es frecuente observarlo después de la menopausia.

Más que asustarse, es preciso pensar en esto, pero sin que el tema se convierta en una obsesión. Ud. debe saber que es posible detectar el cáncer en etapas iniciales de su desarrollo (cuando a veces ni siquiera es palpable) y que, en esas circunstancias, puede ser curado, sin necesidad de intervenciones mutilantes, conservando la glándula mamaria casi intacta.

- ¿Existe un grupo de mayor riesgo para esta patología?

Algunos hechos señalan que Ud. debe tomar medidas más estrictas de control:

1. Si ya ha tenido un cáncer mamario.

2. Si tiene afecciones benignas, más que porque éstas puedan terminar degenerando en un cáncer, por el hecho de que el examen suele resultar más dificultoso y engañoso en una mama con nódulos e irregularidades.

3. Si tiene antecedentes de cáncer mamario en la familia, especialmente si se trata de familiares directos (abuelas, tías, madre, hermanas) y si éstas han presentado el tumor a edad temprana, antes de la menopausia.

4. Si ha menstruado desde muy joven y/o si lo ha continuado haciendo hasta edad avanzada.

5. Si no ha tenido hijos o el primer embarazo ha sido tardío.

6. Si ha presentado irregularidades menstruales durante la etapa reproductiva.

7. Si no ha amamantado.

Otros factores estudiados por diferentes autores no están claramente asociados con el cáncer mamario: los anticonceptivos hormonales, la dieta rica en proteínas y grasas de origen animal, el alcoholismo, el tabaquismo, etc.

DIAGNOSTICO DE LAS LESIONES MAMARIAS.

El diagnóstico se basa en tres pilares: el autoexamen mensual, el examen ginecológico anual y la mamografía periódica.

El autoexamen mensual, deberá efectuarse luego de la menstruación, cuando la glándula mamaria está más flácida. Consiste en colocarse de pie, con el torso desnudo, delante de un espejo, con los brazos en las caderas. Observe atentamente ambos senos y advierta si existen asimetrías. En ocasiones una mama es más voluminosa que la otra, esto Ud. ya lo sabe y no debe preocuparla. Vea si el contorno es regular, si no hay deformaciones, si la piel no presenta zonas deprimidas o "aspecto de cáscara de naranja", si los pezones no están retraídos o umbilicados y si por sus poros no sale alguna secreción anormal.

A continuación, eleve sus brazos por encima de la cabeza. Observe si con esta maniobra no ocurren "tironeamientos" de la piel o de los pezones, si uno de estos no se introduce en medio de la aréola (umbilicación).

Seguidamente, acuéstese de espaldas. Si tiene senos voluminosos, inclínese hacia el lado contrario al de la mama que va a examinar. Coloque su mano plana y palpe con los dedos juntos, no de punta, suavemente. Haga un movimiento circular apretando delicadamente el tejido mamario entre sus dedos y la pared del tórax. Imagine que la mama es la esfera de un reloj con el centro en el mamelón. Vaya recorriéndola en la parte externa siguiendo el imaginario recorrido de las agujas del reloj. Deténgase más en el sector superior y externo, que es donde existe mayor cantidad de tejido mamario. Luego haga lo mismo en círculos concéntricos hasta llegar sobre la aréola y el pezón.

Si Ud. efectúa el primer autoexamen luego de haber sido revisada por el médico, tendrá la seguridad de que lo que está percibiendo es normal. Sentirá la sensación de un tejido finamente irregular, cuyos gránulos son todos iguales.

El examen del ginecólogo forma parte el control anual (Ver Capítulo XX). El especialista realiza las mismas maniobras que Ud., a las que agrega la exploración de las axilas y del cuello, zonas donde se encuentran los ganglios linfáticos que drenan la linfa procedente de las glándulas mamarias y que pueden estar aumentados de tamaño, no sólo por diseminación de un tumor, sino también a consecuencia de un proceso inflamatorio.

La mamografía es, como el nombre lo indica, una radiografía de las glándulas mamarias.

Requiere una dosis baja de rayos X, por lo que puede repetirse sin riesgos de irradiación excesiva.

No es un procedimiento doloroso y es el que tiene mayor sensibilidad -más que la mano más experta- para detectar pequeños tumores mamarios. La Organización Mundial de la Salud ha recomendado, con la finalidad de hacer diagnósticos precoces y habida cuenta de la frecuencia progresivamente mayor del cáncer a medida que transcurren los años, hacer una mamografía cada dos años . Esto es en mujeres sanas, o aparentemente sanas.

En ocasiones, cuando se encuentran formaciones nodulares, la mamografía se puede completar con una ecografía, que permite diferenciar un quiste de un tumor sólido. El primero, de ser grande, puede puncionarse en el consultorio, sin ningún sufrimiento, para extraer líquido, que se envía para estudio microscópico.

Durante algún tiempo se pensó que la termografía podría ser de utilidad en el diagnóstico de las enfermedades de la mama. La misma consiste en medir, mediante una placa que se aplica sobre la piel, o con un aparato que capta las radiaciones infrarrojas a distancia, las temperaturas que tiene la piel en distintos sectores. Puesto que los tumores malignos poseen gran cantidad de vasos por donde circula sangre, suelen ser puntos más "calientes" que el tejido vecino.

Si bien es posible identificarlos con este procedimiento, el mismo tiene errores de apreciación que explican que no se emplee corrientemente en el diagnóstico de la patología mamaria, donde la mamografía y a veces la ecografía son las armas más efectivas.

¿CÓMO SE PRESENTA UN CÁNCER MAMARIO?

Un cáncer mamario puede ser totalmente inaparente al examen y descubrirse en la mamografía (cáncer subclínico).

Es posible percibirlo como una irregularidad o nódulo duro, que se destaca del resto del tejido finamente irregular. Sus contornos no son muy netos, no desliza bajo los dedos como los tumores benignos. En ocasiones adhiere a la piel, a la que retrae y, en casos avanzados, afecta a los conductos galactóforos y los acorta, razón por la cual el pezón se esconde o invierte.

Raramente afecta la piel del mamelón, y adquiere el aspecto de una lesión costrosa y pruriginosa, que no cura a lo largo del tiempo.

Por supuesto que frente a cualquiera de estos hallazgos debe consultar inmediatamente al médico especialista.

¿CÓMO SE TRATA UN CANCER MAMARIO?

Nuestro mensaje es de optimismo en cuanto a la posibilidad de tratamiento y curación del cáncer mamario, mediante cirugía, combinada o no con radiaciones, quimioterapia o administración de antihormonas (Tamoxifeno). A diferencia de lo que ocurría sólo algunos años atrás, la cirugía del cáncer mamario es generalmente conservadora. Basta resecar una "cuña" y hacer una biopsia de los ganglios de la axila. Ambos procedimientos permiten conservar la forma casi normal del seno, con cicatrices casi invisibles, y esto con una alta probabilidad de curación definitiva.

No descuide, en consecuencia, todas las oportunidades de hacer un diagnóstico precoz del cáncer mamario. Incorpore estas cosas a sus rutinas y, casi sin advertirlo, vivirá segura, libre de una enfermedad relativamente frecuente en la mujer antes y después de la menopausia.

¿QUÉ OCURRE CON LA GLÁNDULA MAMARIA EN LA MENOPAUSIA?

Algunas mujeres notan una disminución del tamaño de sus mamas, que se vuelven flácidas, péndulas y blandas.

La HTR suele mejorar algo esta situación. Recuerde que cabe la posibilidad que la medicación ocasione incluso una molesta sensación de tensión o dolor (Ver Capítulo XV). No obstante, en muchos casos, nuestras pacientes recurren a la cirugía plástica, con colocación de prótesis de silicona. Nunca desalentamos a una mujer que manifiesta el deseo de mejorar su aspecto con la cirugía. Creemos que ésta forma parte de los recursos para verse mejor y vivir más plenamente la etapa pos-reproductiva. En tal caso, le indicamos que consulte con el plástico y discuta con él los posibles inconvenientes de las siliconas. Si bien se ha discutido mucho en los últimos años acerca de los eventuales peligros de su empleo, poco es lo que en definitiva se ha comprobado. Deben usarse materiales de primera calidad.

En otros casos, paradójicamente, las mamas aumentan de volumen después de la menopausia, en especial en las obesas, debido a la acumulación de tejido graso a ese nivel. A veces, aparte del inconveniente estético, el gran peso de los senos hace que la mujer adopte posiciones viciosas que le ocasionan dolores de espalda. En esta eventualidad, es la cirugía plástica reductora la que aporta la solución, con muy buenos resultados.

¿QUÉ CONSECUENCIAS TIENE LA HTR SOBRE LAS GLÁNDULAS MAMARIAS?

- Sobre todo al inicio del tratamiento puede observarse aumento de volumen y sensación de tensión en las mamas.

- Las mamografías muestran mayor densidad en las mujeres que reciben HTR, razón por la cuál puede ser más dificultosa su interpretación. Cuando existan dudas, puede suspenderse transitoriamente la terapia antes del estudio radiológico

- En el Capítulo XVI nos hemos referido a las posibles consecuencias de la HTR sobre la glándula mamaria, en especial en lo referente al cáncer.

- Dimos allí los datos referentes a los trabajos científicos retrospectivos, prospectivos y a los meta-análisis, que arrojan resultados contradictorios. Un estudio publicado en 2001 por Trudy Bush, acerca de todos los trabajos aparecidos en los últimos 25, concluye que no existe evidencia estadística de una relación entre hormonas y cáncer y que la probabilidad de morir a consecuencia de un cáncer de mama es menor entre las usuarias de HTR que entre las que no la han recibido. Enfatizamos que las eventuales inconveniencias son ampliamente compensadas por los francos beneficios que aporta el tratamiento hormonal sobre una patología mucho más frecuente que el cáncer mamario: la enfermedad cardiovascular.

- Destacamos que la población de pacientes que reciben HTR es un grupo privilegiado en cuanto a vigilancia, mediante exámenes clínicos y radiografías, que hace posible el diagnóstico más precoz en caso de que la enfermedad ocurriera.

- Vimos que, si bien la HTR ha sido tradicionalmente contraindicada en mujeres que han tenido un cáncer mamario, comienzan ya a oírse un gran número de voces disonantes, basadas en grupos de pacientes con cáncer a las que, tras administrárseles

HTR durante años, no ha podido encontrarse que aumenten las recidivas o la mortalidad. Por tanto, hoy en día éste es un tema que no está claramente definido, y utilizar o no la HTR debe ser una decisión que surja del acuerdo entre mujer y médico, tras una información detallada.

- La HTR puede utilizarse en aquellas mujeres con antecedentes familiares de esta afección, así como en las que padecen o han padecido enfermedades benignas de la glándula mamaria.

Previa consulta con su médico, salvo casos excepcionales, Ud. puede recibir la HTR con tranquilidad. Si bien ésta no la protege del cáncer mamario (como sucede con el cáncer de endometrio, la arterioesclerosis o la osteoporosis), tampoco incremente significativamente el riesgo. Si este en algo aumenta, la magnitud del mismo parece muy pequeña. Contrólese adecuadamente y no desperdicie la ocasión de mejorar la calidad de su vida futura.

CAPITULO XXVII. CUELLO UTERINO, VAGINA Y VULVA EN LA MENOPAUSIA.

Otro aspecto que deseamos tratar por separado es el de la patología del cuello uterino, de la vagina y de la vulva en la menopausia.

El cuello uterino es la porción del útero perceptible al examen por medio de un espéculo o al tacto vaginal.

Tiene una forma cónica o redondeada, con un orificio en el centro, circular o alargado transversalmente. La parte externa del cuello está revestida por un epitelio liso, constituido por muchas capas de células superpuestas, que se continúa con el de la vagina, de iguales características.

Como ya fue visto (Capítulo VIII), éstas células se multiplican y el epitelio aumenta de espesor bajo la acción de los estrógenos. Algunas de ellas tienen glucógeno, el que se tiñe de color amarronado con la solución yodada de Lugol y que sirve de "materia prima" para que los bacilos de Döderlein de la vagina formen ácido láctico, el que mantiene a esa cavidad libre de infecciones por otras bacterias patógenas.

Por debajo de este epitelio hay tejido conjuntivo donde están los vasos sanguíneos, cuya circulación también se incrementa bajo la acción de los estrógenos.

Por arriba del orificio del cuello, el canal, que presenta una serie de pliegues, está revestido por un epitelio formado por una única capa de células, algunas de las cuales tienen cilias (pelitos móviles) y otras producen moco.

Bajo el efecto de los estrógenos el moco se hace más abundante, cristalino y pegajoso, lo que, unido a la apertura que sufre el cuello, favorece el ascenso de los espermatozoides en el momento de la ovulación, si ha habido un coito fecundante (Ver Capítulo III).

Por acción de la progesterona -durante la fase lútea o el embarazo- el moco disminuye su volumen y se vuelve espeso, cosa que impide el pasaje de los espermatozoides, oficiando como un tapón ("tapón mucoso").

Los cambios cíclicos del moco que ocurren a lo largo del mes durante la etapa reproductiva, son los que permiten a la mujer conocer sus períodos fértiles e infértiles: en esto se basa el método de la ovulación de Billings.

Después de la menopausia, cuando los estrógenos disminuyen, el revestimiento del cuello se afina, ya no toma color amarronado con el yodo, sino que se tiñe de color "beige" claro. Es frecuente que se desgarre por efecto de un traumatismo mínimo (por ejemplo el coito) y eso ocasione sangrado.

También es habitual, según ya fue visto en el Capítulo VIII, que al reducirse la acidez vaginal, se multipliquen las bacterias patógenas, especialmente aquellas presentes en el intestino grueso (Escherichia Coli) que son arrastradas por vecindad desde la zona anal a la vagina. Esto suele ocasionar flujo, fetidez y ardor.

Igualmente, se reduce la cantidad de moco producido en el canal cervical, hecho que, conjuntamente con la disminución de la circulación sanguínea por las paredes de la vagina y de la trasudación de agua a través y entre las células, determina la sensación de sequedad, particularmente notoria en ocasión de las relaciones sexuales, que se hacen dolorosas (dispareunia), (ver Capítulos VIII y XXII).

La vulva es la desembocadura externa de la vagina. Está constituida por el introito u orificio vaginal, por encima del cual desemboca la uretra (meato uretral). Por fuera hay dos pliegues cutáneos, los labios menores o ninfas, que se unen hacia arriba para formar el capuchón del clítoris. Este cubre dicha estructura pequeña, que es el equivalente del pene. Más afuera todavía existen otros dos repliegues, habitualmente cubiertos de vello, los labios mayores, que confluyen en el pubis en una almohadilla de grasa, también provista de vello: el monte de Venus.

Todas estas formaciones son sensibles a la acción de los estrógenos. Mientras se mantienen niveles adecuados de éstas hormonas, ellas conservan su forma y dimensiones normales, mantienen el vello y un grosor adecuado del epitelio que las recubre.

Cuando las hormonas faltan, después de la menopausia, se van borrando progresivamente las distintas estructuras descritas. A la par que los vellos van raleando, la piel se afina y es asiento frecuente de erosiones, causa de inflamación y ardor. El prurito, debido o no a la infección de la vulva, que se asocia con frecuencia a la de la vagina, es un síntoma particularmente frecuente y molesto.

El orificio vaginal se suele estrechar y perder elasticidad, circunstancia que, conjuntamente con las modificaciones antes señaladas, contribuye a hacer dolorosa la relación sexual.

El clítoris es sensible a la acción de las hormonas masculinas, de modo que, cuando éstas se administran como medicación (antes era frecuente que se asociaran con los estrógenos) o se producen en exceso a nivel del ovario o de la glándula suprarrenal, puede observarse el crecimiento exagerado de esta estructura (hipertrofia del clítoris).

Todas las modificaciones vistas después de la menopausia en el cuello, vagina y vulva son reversibles por la HTR, tanto más cuanto más precozmente se inicie este tratamiento.

Sin perjuicio de lo que ha sido descrito, pueden observarse otras patologías benignas y malignas en cualquiera de los tres sectores estudiados.

A nivel del cuello, es frecuente a cualquier edad, la aparición de pólipos, que son formaciones como el badajo de una campana, de carácter benigno, de tamaño variable y que pueden extirparse en el consultorio sin dolor. A menudo causan sangrados. Pueden indicar la presencia de otra patología en la cavidad uterina ("pólipos centinela") por lo que a veces debe completarse su extirpación con un legrado o una histeroscopía (ver Capítulo XXVI).

Las infecciones del cuello, especialmente del canal, ocasionan la producción de moco más o menos turbio, tal como ocurre cuando la nariz, órgano también secretor de moco, resulta agredida por una infección. Es preciso hacer un estudio de las bacterias causantes de la infección para tratarla adecuadamente.

Aunque es poco frecuente después de la menopausia, puede ocurrir que el revestimiento del canal se "evierta" y quede expuesto al medio vaginal. Esta situación, denominada ectropion, puede ocasionar flujo y fetidez, que si no se soluciona con el antibiótico adecuado, hace necesaria su cauterización, preferiblemente con frío, nieve carbónica (crio-coagulación).

El cáncer de cuello de útero es frecuente, aunque cada vez menos a medida que transcurren los años.

Aparece casi siempre en las vecindades del orificio del cuello.

Hoy día ninguna mujer debería morir por esta causa, ya que, con una adecuada vigilancia, pueden diagnosticarse todos los casos en etapa previa a su malignización o en fases iniciales de su desarrollo. Tratados a esta altura, todos los casos curan, la mayoría de las veces con la extirpación de un cono de cuello (conización).

¿CÓMO SE DIAGNOSTICAN LAS ENFERMEDADES DEL CUELLO, LA VAGINA Y LA VULVA?

Los recursos diagnósticos disponibles son:

- la observación del cuello, de la vagina y de la vulva mediante el espéculo y su coloración con solución de Lugol, para ver si en alguna zona no se tiñe de marrón.

- el test de Papanicolaou o colpocitología oncológica, consistente en observar al microscopio las células tomadas del exterior del cuello y del interior del canal con un baja lengua de madera y un pequeño hisopo de algodón, respectivamente. De este modo pueden detectarse anomalías de dichas células, que se han descamado de lesiones, en algunos casos tan pequeñas que no se observan a simple vista, ni aún con el colposcopio.

- la observación colposcópica del cuello, de la vagina y de la vulva. El colposcopio es un instrumento dotado de lentes de aumento y de potente luz, que permite observar, magnificados, todos los detalles del cuello, de la vagina y de la vulva. Se mira previa tinción de los epitelios con ácido acético (vinagre) y solución de Lugol. Si hay áreas sospechosas, se toma una pequeña biopsia para estudio microscópico.

En la vagina los tumores son mucho menos frecuentes que en el cuello. Los tres procedimientos previamente descritos permiten su diagnóstico precoz.

En la vulva, especialmente en mujeres de edad, además de los procesos inflamatorios señalados, con escasa frecuencia, se desarrollan lesiones y tumores benignos y malignos. Los primeros se manifiestan como zonas blanquecinas o rojizas, descamantes, que a veces ocasionan retracción del orificio vaginal y comezón. Deben ser biopsiadas para poder diagnosticarlas y tratarlas.

Los segundos se evidencian como áreas ulceradas o nódulos de dimensiones variables y duras, que también pueden ulcerarse e infectarse.

También la colposcopía sirve para realizar un diagnóstico precoz a nivel de la vulva. Este procedimiento es conocido como vulvoscopía.

La HTR mejora los trastornos debidos a la atrofia, en tanto que los tumores requieren estudio y extirpación tan amplia como sea necesaria para no dejar tejido enfermo.

En suma, a consecuencia de la falta de hormonas después de la menopausia, ocurren modificaciones en la vulva, la vagina y el cuello que predisponen la aparición de infecciones a ese nivel y ocasionan molestias con las relaciones sexuales.

Es necesario que Ud. consulte periódicamente al ginecólogo a efectos de detectar lesiones precancerosas o cánceres en etapas incipientes de su desarrollo, que pueden ser tratados exitosamente.

La realización de un examen ginecológico, un Papanicolaou y una colposcopía es un derecho que Ud. debe ejercer.

Ninguna mujer debe morir a causa de un cáncer de cuello en el Siglo XXI.

CAPITULO XXVIII. SANGRADOS GENITALES LUEGO DE LA MENOPAUSIA.

Una causa común de consulta durante el período peri menopaúsico son los sangrados, ya sea con conservación del ritmo menstrual o no. Nos ocupamos de ellos en el Capítulo V.

En la postmenopausia, los sangrados pueden ser la consecuencia de la HTR. Si ocurren en la fecha prevista, no sólo no deben preocuparla sino que le indican el adecuado efecto de las hormonas sobre los órganos genitales (Ver Capítulo XII).

Si los sangrados suceden fuera del momento esperado o en ausencia de HTR, han de ser objeto de estudio, tanto más atento y cuidadoso cuanto más tiempo haya transcurrido desde la última menstruación.

En efecto, se puede aseverar que, hasta demostración de lo contrario, todo sangrado en la postmenopausia es debido a un cáncer de endometrio.

Está bien pensar así, a efectos de no descuidar una enfermedad que es tratable y curable en sus fases iniciales. Pero a continuación veremos que también puede obedecer a otras causas.

El endometrio es el revestimiento interno del útero (Ver Capítulo III). Luego de la menopausia, a medida que transcurren los años, tiene tendencia a disminuir de espesor, a atrofiarse.

Una de las causas de sangrado puede ser esta atrofia. Conforme sangra la vagina o la piel atrófica -porque los vasos están más próximos a la superficie y más susceptibles-, de romperse, también lo hace el útero.

No obstante, en particular en las mujeres obesas, a nivel de la grasa algunas hormonas masculinas, (producidas por el ovario y la suprarrenal) se convierten en estrógenos (en especial el tipo más débil llamado estrona). Puesto que no hay más progesterona que se oponga periódicamente a la acción de los estrógenos, estos, aun siendo poco activos y relativamente escasos, al ejercer su efecto por largo tiempo sobre el endometrio, pueden provocar su crecimiento excesivo (hiperplasia).

La hiperplasia puede abarcar toda la cavidad (difusa) o sectores de la misma, formando saliencias, conocidas como pólipos, (únicos o múltiples). Cualquiera de estas situaciones pueden ocasionar sangrado.

Finalmente, ya sea como exageración del proceso mencionado previamente o debido a la aparición de zonas anormales en medio del endometrio atrófico, puede ocurrir el cáncer de endometrio.

El mismo también tiene aspectos diferentes y grados de agresividad variables. Por lo común, si se diagnostica precozmente, no se le da tiempo para que invada el músculo vecino o se propague a distancia.

En estas circunstancias, la simple extirpación del útero (histerectomía, ver Capítulo XXXI) suele ser suficiente. Si está más extendido esa terapéutica debe asociarse con radiaciones. En general, salvo en las formas muy agresivas o extendidas, el pronóstico es favorable, en especial en aquellos casos derivados de una hiperplasia por estímulo hormonal exagerado y prolongado.

La manifestación más frecuente del cáncer de endometrio es el sangrado.

Atención, pues, a este síntoma!

Otra situación bastante frecuente en la postmenopausia es que, debido a la existencia de un tumor o, simplemente, por retracción atrófica del canal del cuello uterino, su contenido (habitualmente escasas secreciones) no pueda evacuarse al exterior. Entonces se acumula dentro del útero y se infecta, determina dolor, a veces decaimiento y fiebre. El útero aumenta de tamaño y, en determinado momento, cuando la presión en su interior es suficiente, el canal se abre y deja pasar la totalidad o una parte del contenido. La paciente nota la pérdida, más o menos brusca de pus, mezclado con sangre, a veces muy fétido. Se trata de una piometra, que puede ser, como ya dijimos, la expresión de un cáncer de endometrio.

En general los fibromiomas, tumores benignos del músculo uterino, tan frecuentes en la etapa reproductiva, suelen reducirse de tamaño en la postmenopausia y es excepcional su crecimiento bajo el efecto de la HTR (Ver Capítulo XVII).

¿CUÁLES SON LOS RECURSOS DIAGNÓSTICOS DE LAS PATOLOGÍAS UTERINAS QUE PRODUCEN SANGRADOS?

Algunos pueden efectuarse en el consultorio y deberían practicarse en forma rutinaria y periódica como el Papanicolaou.

Tales son:

- la citología endometrial, obteniendo el material con una pequeña espátula de plástico (Endocyte MR) o con un cepillito (Endobrush MR) que se introducen a través del cuello del útero, siempre y cuando éste no se encuentre demasiado cerrado, cosa que suele suceder después de la menopausia.

- la biopsia endometrial, consistente en la toma de una "lonja" de endometrio mediante un tubo metálico hueco, terminado en una zona dentada, fenestrada y ligeramente curva (cureta de Novak). También ésta se coloca a través del cuello, aunque tiene el inconveniente de ser más ancha y rígida que los dispositivos antes citados y obtener sólo una muestra de un sector del endometrio, que puede no ser representativo del resto.

- la biopsia por aspiración, (cánula de Karman MR, Pipelle M.R.), se practica mediante un tubo de plástico de forma similar al descrito en el párrafo anterior, conectado a una jeringa grande en la que se puede hacer el vacío de modo que, apretando un botón, el sistema aspira el contenido del útero hacia la jeringa.

Otros procedimientos requieren anestesia local, como es el caso de la histeroscopía, consistente en observar la cavidad mediante un instrumento óptico, provisto de luz. A través del sistema, que también se introduce por el cuello, es posible efectuar biopsias de zonas sospechosas.

Es un recurso de gran utilidad y que se emplea cada vez con más frecuencia.

Finalmente, puede realizarse un legrado o curetaje biópsico bajo anestesia general.

El método más sencillo y quizás el más promisorio en cuanto a resultados es la ecografía transvaginal. La misma permite obtener una imagen del útero mediante una sonda que emite ultrasonidos, la que se introduce en la vagina. De este modo es posible conocer las dimensiones del útero y, especialmente, la existencia de fibromiomas, así como el espesor del endometrio. Si este es mayor de 4 o 5 mm., debe suponerse que presenta alguna anomalía y debe recurrirse a alguno de los otros métodos citados, que son, por cierto, más invasivos y agresivos.

En suma, mientras reciba HTR, frente a un sangrado en fecha no prevista debe explorarse la cavidad uterina. Según algunos autores, aun cuando ocurra en época esperada, periódicamente ha de investigarse la posible existencia de enfermedades, en especial tumores a nivel del endometrio que pueden ser tratados con alto grado de curación si se diagnostican precozmente. Recuerde que la HTR, según fue visto en el Capítulo XII, reduce la frecuencia de hiperplasia y de cáncer endometrial. En otras palabras, la asociación de estrógenos y progestágenos en las dosis y según los esquemas analizados en el Capítulo XIV tienen efecto protector contra el desarrollo de esta enfermedad.

CAPITULO XXIX. ENFERMEDADES DEL OVARIO EN LA MENOPAUSIA.

Una enfermedad que puede acontecer en la menopausia y que es causa de muerte si no se diagnostica oportunamente es el cáncer de ovario.

Estos órganos, disminuyen de tamaño luego de la menopausia. Su superficie, blanquecina, se arruga. Dejan de presentar los cambios cíclicos que se observan en la fase reproductiva: el progresivo crecimiento del folículo primero, la ovulación enseguida y la aparición del cuerpo amarillo después.

Los quistes funcionales son frecuentes antes de la menopausia en las mujeres que no toman anticonceptivos hormonales. Obedecen a un crecimiento exagerado de uno de los folículos que no se rompe. Suelen desaparecen espontáneamente. Los mismos no son tan comunes después de la menopausia.

Tampoco son frecuentes en esa época los quistes "de chocolate", característicos de la endometriosis ovárica, que desaparecen junto con las reglas (ver Capítulo XVII).

Cuando en la fase postreproductiva, durante un examen de rutina, el médico percibe una masa, como una naranja o más grande en uno o en ambos ovarios, debe pensarse en un tumor. En muchos casos se trata de tumores benignos, quistes, llenos de contenido líquido, más o menos viscoso. Pero ha de temerse la posibilidad de que sea un cáncer de ovario.

Esta es una enfermedad poco frecuente. Sin embargo, es causa importante de muerte en mujeres en esta edad. La razón de esta aparente contradicción es que se diagnostican tardíamente, cuando ya se han propagado al abdomen o a otros sectores más distantes del organismo y cuando el tratamiento curativo es más dificultoso.

Esto sucede porque los ovarios no se ven a simple vista y sus tumores pueden desarrollarse largo tiempo sin ocasionar casi ningún síntoma o bien determinando molestias tan inespecíficas que no se atribuyen a su verdadera causa.

Una vez más, insistimos en la importancia del control, de la prevención. Si la mujer concurre anualmente al ginecólogo, es posible que éste perciba, al examinarla, que uno o ambos ovarios están aumentados de volumen, a una edad en que, según vimos antes, se reducen.

Esto puede ser difícil de apreciar en las obesas, porque la abundancia del panículo adiposo dificulta el examen ginecológico.

Si el tumor es tan grande que es percibido como un "bulto" abdominal por la propia paciente o por el médico, es posible que se trate de un tumor benigno grande o de un cáncer de ovario muy avanzado. Si se está ante esta última situación es posible que, a esa altura de su evolución, haya ocasionado adelgazamiento, anemia y aparición de líquido en la cavidad peritoneal, que distiende el vientre y que se denomina ascitis.

Es de enorme importancia la ecografía, en particular transvaginal realizada en forma periódica. Además de apreciar el tamaño y la forma del útero, así como el espesor endometrial, esta técnica hace posible visualizar tumores ováricos y conocer su estructura. En efecto, con la ecografía se tiene una primera aproximación para saber sí están llenos de líquido (y tienen probabilidad de ser benignos) o si contienen vegetaciones o "crestas" hacia adentro o hacia afuera, o si son sólidos, o si se acompañan de ascitis (y tienen más probabilidad de ser malignos).

Otro recurso, pero para utilizar en casos de tumores ya identificados, es la laparoscopía, consistente en la observación del interior de la cavidad abdominal, a través de un instrumento óptico provisto de luz, que se introduce por una pequeña incisión a nivel del ombligo. Con este procedimiento puede visualizarse no sólo el tumor ovárico sino también el resto de los órganos abdominales y tomar biopsias para certificar el diagnóstico.

En casos de tumores benignos, es factible actualmente realizar su extirpación por vía laparoscópica, con mínima agresión y un postoperatorio reducido a 24 o 48 horas.

El tratamiento de los tumores malignos del ovario, consiste siempre en la extirpación del tumor, del útero, del epiplón mayor y del apéndice. En la mayoría de los casos a continuación se administran drogas anticancerosas (quimioterapia), o se efectúa radioterapia.

En suma, tenga en cuenta que si bien no son frecuentes, las enfermedades del ovario pueden ser graves después de la menopausia. No espere sentir síntomas para acudir al médico, seguramente será demasiado tarde.

Consulte rutinariamente, mientras se sienta bien. Realice los estudios que el médico le solicite, en especial la ecografía periódica (si es posible transvaginal).

CAPITULO XXX. LA PIEL EN LA MENOPAUSIA.

La piel está formada por un revestimiento epitelial constituido por muchas capas de células superpuestas, siendo las más superficiales pequeñas escamas. Este epitelio descansa sobre un tejido conjuntivo, que tiene una base de colágeno, surcada por fibras y vasos sanguíneos, que le aportan los nutrientes. Como apéndices de la piel están los pelos (cabello y vello), las glándulas sudoríparas y sebáceas y las uñas.

Observe que no es una simple envoltura, sino que está formada por diversidad de elementos vivos, en continuo recambio.

La piel tiene distintas propiedades, tales como color, espesor, plegamiento (arrugas), elasticidad (cuando se forma un pliegue, recupera con mayor o menor facilidad su lisura inicial), humedad (que puede ser acuosa por la transpiración o aceitosa por la secreción de las glándulas sebáceas), temperatura (que depende de la mayor o menor dilatación de los vasos, así como de la evaporación del sudor); suavidad (depende de la abundancia de capas córneas que la recubran). Lo mismo es aplicable para pelos y uñas.

Estas propiedades están en función de un sinnúmero de factores, como la presencia de pigmentos (melanina, bilirrubina, caroteno), el grado de hidratación del organismo (cuando Ud. se deshidrata la piel se seca y se pliega); la temperatura corporal (cuando tiene fiebre está caliente); el funcionamiento de las glándulas de secreción interna. Sobre estas últimas quiero detenerme.

La tiroides es importante, ya que en el hipertiroidismo (aumento de la función) la piel es suave, húmeda y caliente, mientras que en el hipotiroidismo (disminución de la función) es áspera, seca y fría.

También la glándula suprarrenal puede influir; en el hiperadrenalismo (exageración de la función) se ven estrías, acné, vello aumentado, pérdida del cabello; en el hipoadrenalismo el color de la piel se vuelve cada vez más oscuro (enfermedad de Addison).

Pero es muy importante la influencia de la función ovárica y de las hormonas ováricas (que también se forman en la placenta durante el embarazo). Los estrógenos mejoran todas las propiedades de la piel, ya que aumentan el número de capas epiteliales (pero sin incrementar las córneas), incrementa la circulación sanguínea y el colágeno. Este último no sólo existe a nivel de la piel, sino también en el esqueleto, donde forma la base sobre la cual se deposita el calcio y a ambos niveles ocurren cambios paralelos.

CONSECUENCIAS DE LA MENOPAUSIA SOBRE LA PIEL.

Cuando faltan las hormonas ováricas después de la menopausia, es frecuente que las pacientes adviertan un afinamiento progresivo de la piel, que se vuelve más frágil y presenta heridas fáciles frente a mínimos traumatismos. A veces estos se complican con infección.

Se reduce la circulación, por lo que la piel, en particular a nivel de las extremidades, se vuelve más fría y pálida o azulada. No es infrecuente que aumente la transpiración en las palmas de manos y plantas de pies. Por eso el genial Gregorio Marañón decía que al dar la mano a una dama podía conocer si le faltaban estrógenos, ya que en estas circunstancias la piel de la mano está fría y pegajosa. Esto es una simplificación, ya que muchos factores pueden influir sobre estas características, pero sirve para destacar la influencia de las hormonas ováricas sobre la piel.

Disminuye la cantidad de colágeno, por lo que la piel se afina y pierde su elasticidad, disminuye su contenido en agua y se arruga fácilmente. Es interesante que algunas publicaciones recientes señalan una estrecha relación entre el espesor del pliegue de la piel en el dorso de la mano, su contenido en colágeno y el contenido de esta sustancia en el hueso.

Por eso a través del aspecto de la piel puede inferirse la probable existencia de osteoporosis.

Por eso es que las mujeres de piel fina y traslúcida muestran mayor propensión a presentar osteoporosis, ya que el colágeno, disminuido a nivel de la piel (de ahí sus características), también lo está en el hueso, que tiene menor cantidad de calcio y resistencia. Recuerde además que la piel es un depósito del caroteno, precursor de la Vitamina D (esencial para permitir la absorción del calcio a nivel del intestino) y que este se convierte en vitamina activa por la exposición al sol. (Ver Capítulo XI).

La carencia en hormonas ováricas lleva a una caída de cabello, lo que disminuye su abundancia. Pero además, éste se vuelve más fino, quebradizo y seco.

Puede observarse una disminución marcada del vello axilar, pubiano y genital. Esto último preocupa a algunas mujeres como indicio de envejecimiento.

Las uñas se tornan quebradizas y crecen más lentamente.

En algunos casos, en especial en mujeres obesas, probablemente a causa de hormonas de tipo masculino que puede segregar el ovario post menopaúsico o la glándula suprarrenal, la mujer presenta a nivel de la piel algunos elementos de des feminización (pérdida de la femineidad) o de androgenización (aparición de caracteres propios del varón). Pueden crecer vellos gruesos y oscuros, en especial en la cara, alrededor de los pezones, entre las mamas o en el abdomen por debajo del ombligo. Puede caerse el cabello a nivel de la región frontal (calvicie frontal), aumentar la secreción de las glándulas sebáceas y aparecer acné.

Las obesas, como tienen más estrógenos por conversión de andrógenos suprarrenales a nivel del tejido adiposo, suelen tener una piel más lozana que las más delgadas.

¿COMO CONSERVAR UNA PIEL LOZANA?

La administración de estrógenos mejora notablemente el aspecto de la piel y, en consecuencia, la lozanía del semblante y del cuerpo.

Para tratar alguno de los síntomas mencionados al fin del párrafo anterior pueden requerirse medidas cosméticas como depilación, cremas o lociones capilares.

Los masajes pueden mejorar las características de la piel, a la vez que incrementan la circulación sanguínea y la tonicidad muscular.

La exposición al aire muy frío o caliente, así como la luz solar excesiva repercute desfavorablemente sobre el aspecto de la piel; evite estos extremos, tome la precaución de aplicar "filtros" si no puede eludir la intemperie.

Tenga en cuenta que las características de la piel dependen en gran medida de la herencia.

Si Ud. es blanca y tiene anglosajones entre sus antepasados, probablemente tenga una piel más propensa a envejecer prematuramente. Pero la velocidad del proceso dependerá de los cuidados que tome y también de la HTR.

Para preservar su piel:

* evite la exposición excesiva al sol; emplee filtros.

* mantenga cierto grado de humedad en la piel, aplicando cremas en todo el cuerpo.

* acostúmbrese a hidratarse adecuadamente; tome mucho líquido.

* deje de fumar, se sabe que el tabaquismo contribuye a arrugar la piel!

* haga ejercicio para mantener el tono muscular y la lozanía de la piel que lo recubre.

* evite las pérdidas rápidas de peso que ocasionan arrugas en la piel por pérdida de la elasticidad.

* si el vello crece excesivamente, utilice electrólisis o algún otro procedimiento cosmético. Puede usarse, previa consulta médica, la espironolactona, que es un diurético suave y que tiene, al mismo tiempo, la propiedad de frenar la acción de las hormonas masculinas (andrógenos) que hacen crecer el vello.

* inicie la HTR lo antes posible después de la menopausia, para preservar la piel del deterioro que se observa después que éstas hormonas empiezan a disminuir.

CAPITULO XXXI. NUTRICION EN LA MENOPAUSIA.

La nutrición de la mujer en la menopausia debe cumplir con los mismos principios que en cualquier otra etapa de la vida. Será por lo tanto:

a) balanceada
b) equilibrada
c) variada

Se procurará entonces que los nutrientes sean aportados en relación a los requerimientos y de forma de cubrir las necesidades conocidas de este período de la vida de la mujer, guardando el equilibrio entre ellos. Se propone además una oferta variada de alimentos que permita la continuación prolongada del plan sin hacerlo monótono o aburrido.

Si bien en la planificación de la dieta se tendrá en cuenta su composición respecto a todos los nutrientes, se hace necesario insistir en forma especial en algunos de ellos en virtud de su relación con los cambios o las patologías vinculadas a la postmenopausia. Destacaremos los siguientes:

PROTEINAS.

A pesar de contener proteínas, no todos los alimentos se pueden considerar como fuentes de estos nutrientes. Sólo aquellos que las poseen en cantidad y calidad adecuadas se pueden tomar como tales.

- Carnes rojas
- Pescado
- Aves
- Huevos
- Leche y derivados
- Leguminosas
- Nueces, maníes
- Granos enteros

Se dice habitualmente que las proteínas de origen animal son de mejor calidad por incluir suficiente cantidad de los llamados aminoácidos esenciales (no sintetizados por el organismo humano). Sin embargo, combinando adecuadamente las fuentes vegetales se puede lograr por "complementación" una muy buena ración proteica. Al elegir, se debe tener en cuenta que estos alimentos pueden contener otras sustancias que interesa evitar, como son en los productos animales la presencia de colesterol y mayor porcentaje de grasas saturadas, ambas vinculadas a mayor riesgo cardiovascular.

Para la mujer en esta etapa de la vida se recomienda un aporte proteico entre el 10 y 12% del valor calórico total, pudiendo ser mayor en las dietas hipocalóricas. No se aconsejan ingestas, mayores ya que las mismas se vinculan a un aumento en la eliminación urinaria de calcio, elemento éste que interesa mucho controlar para evitar la osteoporosis.

HIDRATOS DE CARBONO.

Cumplen una función energética en la alimentación y tienen fundamentalmente un origen vegetal.

- Granos (trigo, arroz)
- Leguminosas (porotos)
- Tubérculos (papas)
- Azúcar blanca
- Azúcar morena
- Miel
- Frutas
- Leche

Se recomienda recurrir con preferencia a los almidones, más que a los azúcares refinados (azúcar blanca y sus preparaciones) complementando con lo aportado por frutas y leche. Los excesos en las ingestas de estos nutrientes están vinculados a niveles calóricos elevados, siendo éste uno de los principales factores determinantes de sobrepeso y obesidad en la sociedad moderna.

La obesidad se ha convertido, en efecto en el gran problema actual por las complicaciones que conlleva y vemos que una de las principales medidas para combatirla es reduciendo y seleccionando los hidratos de carbono de la dieta.

- Fibra Dietética.

Químicamente emparentados con los Hidratos de Carbono (glúcidos, azúcares), se encuentran una serie de compuestos presentes en la corteza de los granos y la mayoría de las frutas y verduras, que genéricamente se designan como "fibra dietética".

Muchos datos indican que el escaso aporte de estas sustancias favorece la aparición de diversas enfermedades (trastornos del colon, enfermedades del corazón, obesidad, diabetes, etc.).

De ahí la importancia del consumo de granos integrales, frutas y verduras.

LIPIDOS.

Son las grasas y los aceites, componentes esenciales de la dieta, ya sea por su función energética como por otras específicas pero no menos importantes, como su participación en la absorción de vitaminas liposolubles (A, D, E, K) o la intervención en los mecanismos de la saciedad, etc.

Sin embargo no todos los lípidos son beneficiosos, recomendándose no superar con ellos el 30 al 35% del valor calórico total.

- Grasas saturadas.

El carácter químico de saturadas tiene importancia metabólica, ya que son las que se vinculan a los procesos arterioscleróticos. Se encuentran presentes fundamentalmente en productos de origen animal como son las carnes rojas (porcinas, ovina y bovina), aves de corral (alto porcentaje en su piel), leche entera, manteca, etc.

- Grasas insaturadas.

La grasa vegetal (aceite) es su principal fuente. Son buenos sustitutos de las grasas animales los aceites hidrogenados (margarinas). Se prefiere siempre su consumo crudo.

- Grasas poli insaturadas.

Dentro de este grupo están los llamados ácidos grasos esenciales, que no son producidos por el organismo humano. Son de gran importancia, ya que contribuyen a la síntesis de una serie de sustancias, dentro de las cuales figuran las prostaglandinas, que son de gran significación en fenómenos muy trascendentes del funcionamiento del organismo: regulación de la progresión de la arteriosclerosis, de la presión arterial, de la cantidad de líquidos, de la función reproductiva, etc..

Los ácidos grasos esenciales pertenecen a dos grandes grupos: los omega 3 (ácido linolénico) y los omega 6 (ácido linoleico). La dieta de las personas occidentales es mucho más rica en estos últimos (contenidos en lácteos, carne, aceites vegetales, "comida rápida", fritos, productos horneados), pero la salud se mantiene en la medida en que –por el contrario- predominen los primeros. De ahí algunas observaciones de menor frecuencia de enfermedad cardiovascular entre las poblaciones que consumen más alimentos ricos en omega tres.

Los ácidos grasos esenciales tipo omega tres están contenidos en carnes y aceites de pescados oceánicos de aguas frías (salmón, atún, sardina) o en algas (cril), o bien pueden ser incorporados a huevos o leche. Las algas tienen la ventaja de que son actualmente producidas a escala comercial, sin riesgos de contaminación (por metales como el mercurio o por bacterias o virus), lo que puede suceder con las otras fuentes de estos ácidos grasos.

También las algas son preferibles porque no tienen mal gusto.

- Colesterol.

Es un compuesto sintetizado por el propio organismo para cumplir funciones estructurales y metabólicas. Se le ha vinculado estrechamente a los procesos que favorecen la arteriosclerosis, fundamentalmente el que circula unido a las lipoproteínas de bajas densidades (LDL y VLDL colesterol).

En la dieta sólo procede de fuentes animales. El control del mismo se ha transformado en uno de los principales objetivos de la prevención de la enfermedad cardiovascular.

CONTENIDO DE COLESTEROL EN ALGUNOS ALIMENTOS POR CADA 100 G DE PORCION COMESTIBLE

Sesos 2000 mg.
Huevo, yema 1500 mg.
Riñones 375 mg.
Hígado 300 mg.
Pescado, huevas 300 mg.
Manteca 250 mg.
Mariscos 200 mg.
Corazón 150 mg.
Lengua 140 mg.
Quesos grasos 105 mg.
Tocino 100 mg.
Grasa de cerdo 95 mg.
Carne de ternera 90 mg.
Carne de cerdo 70 mg.
Carne de Cordero 70 mg.

CALCIO-FOSFORO.

La osteoporosis es el resultado, entre otras cosas, de un prolongado balance negativo de Calcio. Dado que esta patología se encuentra fundamentalmente en mujeres post menopaúsicas, se plantea para ellas la importancia preventiva y terapéutica de aportes elevados y sostenidos de Calcio en la dieta.

La ingesta recomendada de Calcio alimentario es de 0.8 a 1.0 gramos por día, pudiéndose complementar con aporte de Calcio medicamentoso en caso de necesidad, llegando de esa forma a 1,5 g/día.

Sin lugar a dudas, la leche y los derivados lácteos constituyen la mejor fuente de este mineral, de ahí la importancia de habituarse a su consumo diarios desde las etapas tempranas de la vida y con más razón una vez alcanzada la menopausia.

ALIMENTOS CON MAYOR CONTENIDO DE CALCIO
- Leche
- Productos lácteos
- Sardinas
- Porotos de soja
- Almendras

La presencia de Fósforo en la dieta adquiere una importancia trascendente para la adecuada asimilación y fijación del Calcio.

La relación Calcio/Fósforo en la dieta permite cuando es aproximadamente de 1 a 1 un mejor aprovechamiento de ambos minerales y su incorporación al hueso. Se recomienda por lo tanto un aporte de 1 a 1,5 gramos por día.

Al encontrarse en un gran número de alimentos, es muy difícil que sea insuficiente en la dieta de cualquier adulto normal.

ALIMENTOS CON MAYOR CONTENIDO DE FOSFORO
- Quesos
- Huevo, yema
- Pescado
- Pollo
- Carne vacuna
- Leguminosas
- Leche

- Germen de trigo
- Nueces

La vitamina D facilita la absorción de Calcio a nivel intestinal aún con niveles bajos en el aporte de este mineral.

Dada la importancia de esta vitamina en el metabolismo fosfo-cálcico, se deben activar las formas de provitaminas, a través de una adecuada exposición de la piel al sol.

Se ha propuesto que la ingesta de Flúor produce una mayor retención del Calcio óseo y una menor excreción urinaria del mismo. La utilización de sal fluorada permite un adecuado aporte de este mineral para los fines indicados.

PLANES DE ALIMENTACION
A) DIETA de 2200 calorías.
Composición: Proteínas 12% 264 cal.
Hidratos de Carbono 58% 1276 cal.
Lípidos 30% 660 cal.
PLAN DE MENU PARA 2200 CALORIAS
Desayuno
Té o café con leche - Leche 100 cc. Té o café cantidad suficiente. Azúcar 15 g.

Tostada con manteca vegetal y mermelada - Pan 50 g. Mermelada 25 g. Manteca vegetal 10 g.

Jugo de Naranja - Naranja 150 c.c.

Colación: Yogur - 200 c.c.

Almuerzo
Sopa de pastines - Caldo 250 cc, Fideos 15 g.

Pollo al horno con papas Pollo 100 g. Aceite 10 g. Papas 180 g.

Ensalada mixta - Lechuga 30 g. Tomate 70 g. Cebolla 30 g. Aceite 10 g.

Aros de naranja - Naranja 100 g. Azúcar 10 g.

Merienda: Igual que desayuno.

Cena
Sopa juliana - Caldo 250 c.c. Zapallo 30 g. Zanahoria 30 g. Nabo 10 g. Puerro 10 g. Zapallito 30 g.

Tomate relleno - Tomate 150 g. Ricota 50 g. Morrón 10 g. Mayonesa 5 g

Ensalada de lechuga - Lechuga 80 g. Aceite 5 c.c.

Duraznos en almíbar - Durazno 150 g. Azúcar 10 g. Agua c/s

B) DIETA DE 2000 CALORIAS.
Composición: Proteínas 12% 240 cal.
Hidratos de carbono 58% 1160 cal.
Lípidos 30% 600 cal.
PLAN DE MENU PARA 2000 CALORIAS.
Desayuno
Té o café con leche - Leche 150 g. Té o café cantidad suficiente. Azúcar 10 g.

Pan con miel - Pan 50 g. Miel 25 g.

Colación: Manzana - 1 unidad
Almuerzo
Sopa puré de verduras - Caldo 250 c.c. Espinaca 100 g. Puerro 30 g. Nabo 10 g. Apio 5 g.

Pescado al vapor - Pescado 100 g. Aceite 5 g. Perejil c/s

Ensalada del oeste - Lechuga 20 g. Papas 50 g. Zanahoria 30 g. Pepino 15 g. Chauchas 30 g. Remolacha 30 g. Tomate 30 g. Aceite 20 g.

Duraznos en almíbar - Duraznos 150 g. Azúcar 10 g. Agua c/s
Merienda: Igual que desayuno.
Cena
Sopa de pastines - Caldo 250 cc, Pastines 15 g.

Budín de zanahoria - Huevo 1/2 unidad. Zanahoria 100 g. Salsa blanca: Leche 100 c.c. Harina 10 g. Aceite 5 g.

Ensalada de papas y chauchas - Papas 70 g. Chauchas 70 g. Aceite 15 g.

Ensalada de frutas - Manzana 30 g. Banana 30 g. Naranja 20 g. Durazno 30 g. Jugo de naranja 40 g.

C) DIETA DE 1000 CALORIAS.
Composición: Proteínas 20% 200 cal.
Hidratos de Carbono 50% 500 cal.
Lípidos 30% 300 cal.
PLAN DE MENU PARA 1000 CALORIAS
Desayuno
Té o café con leche - Leche 100 cc. Té o café, cantidad suficiente. Edulcorante.

Galleta marina - 1 unidad

Colación: Licuado de frutilla - Leche 100 c.c. Frutillas 100 g. Edulcorante c/s

Almuerzo

Caldo de verdura - Caldo 250 c.c.

Carne al grill - Carne 100 g.

Papas al natural - Papas 100 g. Margarina 5 g.

Ensalada de tomates y palmitos - Tomates 100 g. Palmitos 100 g. Aceite 10 g.

Ciruelas - 2 unidades

Merienda: Igual que desayuno

Cena

Caldo de verduras - Caldo 250 c.c.

Omelette de espinaca - Clara 1 unidad. Espinaca 100 g. Aceite 5 c.c.

Ensalada - Lechuga 50 g. Rabanitos 50 g. Remolacha 100 g. Aceite 15 g.

Ananá en almíbar - Ananá 150 g. Edulcorante c/s. Agua c/s

RECOMENDACIONES GENERALES

- Distribuir la alimentación en 4 comidas y una colación a media mañana.

- Comer lentamente, masticando correctamente los alimentos.

- Evitar las comidas copiosas con preparaciones grasas o muy complicadas.

- Variar el menú de forma de hacerlo agradable y apetitoso.

- Evitar beber en la media hora que precede o en las dos horas que siguen a las comidas, pero consumir como mínimo 1 1/2 litro de líquido por día.

- Comer en calma, descansando algunos minutos antes y después de las comidas.

- Hacer ejercicio, caminatas, natación. ciclismo, etc.

- Realizar exposición al sol fuera de las horas no recomendadas y con moderación.

- Por el carácter de polinsaturados, se recomienda el uso de aceites de maíz, girasol, soja, etc.

- La adecuada sustitución y reemplazo de alimentos permite una alimentación balanceada y variada. La siguiente tabla es una buena ayuda para alcanzar este objetivo.

CAPITULO XXXII. FITOESTRÓGENOS y FITOQUIMICOS.

1. FITOESTROGENOS.

Hay una corriente de magnitud creciente en los países desarrollados occidentales, que mira cada vez con más atención hacia los remedios naturales, como alternativa a los fármacos que ofrece la industria moderna. La consideración de "natural", cuando se aplica a una sustancia, parece que le otorga una prima adicional, que lleva a ser preferida en ciertos sectores de población. Esto no carece de ciertos peligros, pues los severos controles de calidad por los que pasan los medicamentos convencionales, cuya utilización debe ser precedida de múltiples ensayos de toxicidad en modelos experimentales y en animales, no son exigidos a esos preparados. A favor tienen, sin embargo, que muchos de ellos forman parte de un consumo tradicional durante siglos, lo que en sí mismo constituye una prueba de máxima seguridad. A nadie se le ocurre, por ejemplo, dudar de la inocuidad del té de tilo. Sin embargo, también es cierto que en ocasiones se ingieren sustancias cuya única carta de presentación es su procedencia más o menos exótica, sin que se sepa a ciencia cierta lo que llevan, ni su trascendencia real.

Esta introducción vale para presentar a los Fito estrógenos, un grupo de sustancias de reciente aparición en los productos de farmacia que, frente a la crítica que se acaba de realizar para muchos de los llamados productos naturales, gozan de un apoyo de investigación y controles de calidad adecuados. Como su nombre indica (fito: planta), se trata de una serie de estrógenos de origen vegetal, que se encuentran en distintos tipos de legumbres, pero particularmente en soja y algunas otras plantas, como el lino o el trébol rojo australiano.

Las evidencias a favor de su eficacia protectora provienen de estudios en poblaciones de países orientales, donde hay un alto consumo de vegetales ricos en Fito estrógenos. La baja prevalencia de cánceres hormono dependientes, tales como los de mama, endometrio, próstata y colon, así como de síntomas climatéricos, o de enfermedades cardiovasculares, en esas poblaciones, parece tener una base en la dieta, pues las mismas poblaciones, cuando emigran a países occidentales, comienzan a sufrir pronto tasas parecidas a las de las poblaciones receptoras. No es, por tanto, una cuestión genética. Después de una serie de análisis, todo apunta a que es el consumo de soja, y no el mayor o menor contenido de grasa de la dieta, el determinante de estas diferencias.

Fito estrógenos

La existencia de los Fito estrógenos en el campo de la veterinaria es bien conocida desde la segunda guerra mundial.

Sin embargo, en humanos, el primer fitoestrógeno se identificó en orina en 1979. Pronto se pensó que, debido a su similaridad estructural con los estrógenos, podrían tener algún papel en la fisiología y la salud humanas.

De hecho, las observaciones en humanos que se comentan antes, junto a otras sobre fertilidad en animales que consumen altas cantidades de ciertas plantas, condujeron a la búsqueda, y al subsiguiente aislamiento, de las distintas formas de Fito estrógenos, que se agrupan en familias.

En conjunto, hay una gran variedad de ellas, aunque las mejor conocidas son las isoflavonas, los cumestanos y los lignanos.

Estos últimos se encuentran preferentemente en los cereales, las isoflavonas en la soja y en el trébol rojo australiano, y los cumestanos en la alfalfa y las coles.

Todos estos compuestos poseen una estructura química que les asemeja enormemente al estradiol, el estrógeno natural más característico. El interés que despiertan en la actualidad ha hecho que la investigación sobre estos productos se haya disparado en los últimos años. No obstante, se trata de un campo aún joven, donde hay muchas preguntas y pocas respuestas. En general, hay considerable acumulación de datos de laboratorio, pero bastante menos investigación clínica, capaz de responder sobre cuál es el alcance final de sus efectos en humanos.

Los Fito estrógenos que alcanzan mayores concentraciones en la dieta de los humanos son las isoflavonas y los lignanos. Los preparados de proteína de soja (harina de soja, concentrado de proteína, o proteína aislada) llevan la mayoría de los Fito estrógenos presentes en la planta, pues estos se unen a la fracción proteica, y son arrastrados cuando se produce la purificación.

¿Cómo incorpora el organismo los Fito estrógenos de los vegetales?

Cuando se ingiere soja u otros productos ricos en Fito estrógenos, estos sufren un proceso de transformación en el intestino, hasta su absorción y pasaje a la sangre. Ahí es importante el papel de las bacterias intestinales, que en ocasiones son necesarias para conseguir los productos activos. Ya en la sangre, son retomados por el hígado, que los elimina con la bilis y nuevamente al intestino.

La vuelta al intestino puede, en segunda instancia, hacerles objeto de la actividad bacteriana, de suerte que una parte de ellos puede volver a absorberse y mantener actividad biológica.

Este ciclo puede repetirse unas cuantas veces, constituyendo lo que se llama circulación entero hepática, garantía de que un producto ingerido con el alimento puede, gracias a ello, mantener actividad durante varias horas.

¿Cómo actúan los Fito estrógenos?

El gran parecido que estas moléculas tienen con los estrógenos, les permite unirse a los mismos receptores. Cuando hablamos de receptores, nos referimos a moléculas presentes en las células del organismo, que son capaces de unirse específicamente a los estrógenos, como si fuesen una cerradura que engloba una llave. Al hacerlo así, los receptores son capaces de poner en marcha una serie de funciones de las células.

Los receptores se acumulan en los tejidos que resultan ser más sensibles a las hormonas, como la vagina, el útero o la mama.

Como ya se ha dicho repetidamente en otros capítulos, también los encontramos en el hueso, las arterias o el cerebro. Su presencia es la garantía de que un determinado tejido pueda responder a los estrógenos o, viceversa, que sea particularmente sensible a la pérdida de los mismos con la menopausia.

Los Fito estrógenos también se unen a los receptores debido a su parecido con los estrógenos. Por así decir, "engañan" a los receptores, haciéndoles creer que quien llega es el estrógeno.

Sin embargo, este engaño es solo parcial, pues al no ser exactamente igual que los estrógenos producidos por el ovario, tampoco la actividad que los receptores desempeñan tras la unión, es la misma que inducen a los estrógenos propiamente dichos. Se habla de que los Fito estrógenos poseen menos "afinidad" por el receptor, si bien hoy en día se sabe que se trata de un proceso mucho más complejo, donde acaba resultando que el mensaje inducido por los Fito estrógenos es más débil, y también diferente.

¿Cuáles son los efectos de los Fito estrógenos en el organismo?

Actualmente es difícil responder con suficiente detalle a esta pregunta. Hay una considerable actividad investigadora a nivel de laboratorio, cuyos resultados han llevado a sugerir que en algunos aspectos favorables de la acción estrogénica, como por ejemplo a nivel cardiovascular u óseo, mantendrían el efecto beneficioso de los estrógenos. Por el contrario, a nivel del cáncer hormono dependiente, como el de mama y endometrio, no albergarían las dudas (mama) o la certeza (endometrio) de su estimulación, que se atribuyen a los estrógenos.

Sin embargo, en la práctica clínica la realidad está aun insuficientemente aclarada. En parte, estas dudas proceden de la escasa disponibilidad de estudios sobre el humano, una consecuencia evidente de la relativa novedad de estos preparados, que no ha dado suficiente tiempo para completar esos estudios.

Concretamente, hay estudios que muestran un efecto limitado sobre los sofocos, uno de los principales motivos de demanda de tratamiento por las mujeres climatéricas, pero otros estudios sin embargo, no han podido encontrar diferencias respecto al placebo, es decir, sobre la aplicación de preparados que fingen llevar un principio activo.

Con referencia a la protección cardiovascular u ósea, los Fito estrógenos parecen tener un efecto positivo.

Más concluyentes son los estudios sobre cáncer de mama, pues un trabajo desarrollado en Australia, donde se midió la eliminación en orina de mujeres de productos del metabolismo de distintos Fito estrógenos, lo que se tomó como un índice de la cantidad consumida en la dieta, encontró que a mayor consumo, había menor incidencia de cáncer mamario.

CONCEPTOS PRACTICOS

En otra publicación de esta colección (La naturaleza a favor de la mujer, Ed. Fin de Siglo, Montevideo, 1999) podrá encontrar datos concretos acerca de cómo incorporar Fito estrógenos a la dieta, pero sepa que los mismos están contenidos en: semillas de lino, semillas o porotos de soja, harina de soja, leche de soja, tofu (queso de soja), miso (pasta salada y fermentada de soja), salsa de soja (tamari y shoyu), carne de soja, brotes de soja, aceite de soja, mayonesa de soja.

Como señala María Lucía Pérez Castells en la obra antes citada, estos alimentos tienen una serie de ventajas y también algunos inconvenientes.

Dentro de las ventajas, señala:

-Exentos de colesterol

-Adecuada relación de ácidos grasos (mono insaturados, poliinsaturados, saturados).

-Adecuada relación de ácidos grasos poliinsaturados (predominio de omega 3 sobre omega 6).

-Contienen proteínas de alto valor biológico, no acompañadas de grasas saturadas.

-Alto contenido en fibra.

-Alto poder de saciedad.

-Alto contenido en calcio y vitaminas

-Fuente de Fito estrógenos

-Bajo costo.

Entre sus desventajas, la mencionada especialista menciona las siguientes:

-No estamos acostumbrados

-Cierta dificultad para encontrarlos en el mercado.

-Poca información sobre formas de preparación (recetas)

-Pueden producir flatulencias y distensión abdominal

-Las personas con gastritis, úlcera o divertículos no deberían consumirlos sin asesoramiento.

-En ciertos casos pueden causar reacciones alérgicas.

CUANDO USAR FITOESTROGENOS?, SON SUSTITUTOS DE LA HTR?

Como en tantos otros aspectos de la vida, los fitoestógenos no sustituyen a la HTR convencional, sí pueden complementarla.

Algunas publicaciones han llamado a la reflexión acerca del empleo exclusivo e indiscriminado de estos productos en la menopausia. Las mismas sostienen que hacen falta estudios más prolijos y prolongados para aseverar sus ventajas, así como para conocer las dosis que serían recomendables para cumplir los mismos objetivos que se consiguen con la medicación hormonal.

Al asociar la HTR con los Fito estrógenos se podría: reducir las dosis necesarias de HTR para lograr los efectos deseados; alternarlos con ellos; emplearlos en los casos de mujeres que se rehúsan a utilizar la HTR convencional; cuando ésta tiene contraindicaciones; administrarlos en mujeres mayores o en aquéllas que han recibido HTR por espacio de más de diez años, plazo por encima del cual algunos prefieren discontinuarlas.

Conclusión

Los fitoestógenos ofrecen, por tanto, una serie de observaciones muy prometedoras. Al tratarse de moléculas ligeramente distintas a los estrógenos naturales, ofrecen un perfil de acción distinto, conservando algunas de las acciones estrogénicas. Las observaciones epidemiológicas en los países orientales sugieren que su efecto podría ser particularmente beneficioso en los cánceres hormono dependientes (mama, endometrio, próstata y, en otra medida, colon), en patología cardiovascular, y probablemente en el hueso. También se sugiere que podrían tener efecto limitante sobre los sofocos. Las investigaciones de laboratorio apuntan en igual sentido.

Sin embargo, nada de esto ha sido todavía demostrado concluyentemente con estudios clínicos de suficiente calidad en el humano. La relativa novedad de estos preparados han influido en que esto todavía esté por hacer, si bien los datos que van llegando permiten ya sospechas que su eficacia, sobre todo los síntomas de la menopausia, pudiera no ser tan determinante como la de los estrógenos. No obstante, es evidente que van a tener un lugar, y que si son o no apropiados para Ud., es algo que deberá discutir con su médico.

2. QUE SON LOS FITOQUIMICOS?

Hay otros productos de origen vegetal que, si bien no necesariamente poseen acción hormonal, tienen beneficios para la salud.

Tanto los hombres como las mujeres que consumen abundantes vegetales y frutas tienen considerable menor probabilidad de enfermar de cáncer o de afecciones cardiovasculares.

Por ejemplo las mujeres griegas, que comen entre cuatro y cinco raciones de vegetales por día, tienen 46% menos de riesgo de cáncer mamario que las que consumen una o dos veces. En una encuesta realizada en Iowa (EEUU), acerca de la salud de las mujeres, se observó que las que se alimentan en base a mayor cantidad de vegetales de hojas verdes tienen un riesgo 50% menor de padecer cáncer de ovario que las que comen escasamente. Todos los estudios sobre cáncer de pulmón (la causa más frecuente de muerte en ambos sexos), muestran la acción protectora de las asociaciones de vegetales, tomates y otras frutas.

Dentro de las sustancias más activas en este sentido, figuran:

Carotenoides: Alfa caroteno: Zapallito, zanahoria, damasco

Beta caroteno: Boniato, zanahoria, espinaca, zapallito, melón

Beta criptoxantina: Naranja, tangerina

Luteína y zeaxantina: Espinaca, lechuga (disminuyen la acción deletérea de los rayos ultravioletas de las luz solar sobre la retina y la probabilidad de que esta desarrolle degeneración macular)

Licopeno: tomate, sandía, pomelo rosado, damasco, papaya (reduce el riesgo de cáncer de estómago, esófago, pulmón, colon, páncreas, próstata y cuello de útero; protege del infarto de corazón)

Flavonoides: Catequinas: Té verde y negro (potente acción antioxidante; protege de los tumores malignos)

Ácido elágico: Manzana, uva, frutilla, mora

Quercitina: Manzana, frutilla, broccoli, cebolla, naranjas, tomate, té

Naringina: Piel de frutas cítricas

Dadzein: Soja

Genisteína: Soja

Enterolactonas: Semillas, cereales

Resveratrol: uvas, moras, maníes (disminuye la evolución de la enfermedad cardiovascular).

Indoles e isotiocianatos: Broccoli, repollo, coliflor (baja la probabilidad de desarrollar tumores de vejiga).

Allil súlfidos: ajo, cebolla, puerro.

CONSEJOS PRACTICOS CON RESPECTO A LOS FITOQUIMICOS

Pruebe una nueva fruta o vegetal cada semana

Duplique la cantidad de vegetales y frutas que suele comer

Coma frutas variadas con el desayuno

Procure sustituir el café por té verde o negro)

Agregue vegetales en sus comidas (pastas, pizzas)

Pruebe frutas o frutas secas en lugar de caramelos cuando tiene apetitos entre comidas

Beba jugos de vegetales o frutas en lugar de bebidas colas

Sírvase ensalada de frutas como postre

Prepare bebidas heladas con frutas, con leche de bajas calorías o leche de soja.

CAPITULO XXXIII. EJERCICIO FISICO EN LA MENOPAUSIA.

Si hacer ejercicio es importante a cualquier edad, lo es más luego de la menopausia; podríamos decir que durante la juventud tenemos una salud física "regalada" y a medida que envejecemos se hace más importante la ejercitación física para lograr una vida plena y con las menores limitaciones.

Los riesgos más importantes asociados con la menopausia son:

a. una pérdida de la densidad de los huesos que puede conducir a la osteoporosis;

b. una aumento del riesgo de las enfermedades del sistema cardiovascular.

El ejercicio físico impide la reabsorción de calcio del hueso que ocurre en la menopausia y que es causa de dolores, limitación en los movimientos y fracturas. Para darse cuenta de la importancia que esto tiene, observe cuánto más desarrollado está el esqueleto de un deportista y aún aquella parte que éste ejercita preferentemente, por ejemplo, el brazo con el que el tenista maneja la raqueta. En sentido inverso, repare que los astronautas, cuando permanecen cierto tiempo limitados en sus movimientos y en condiciones de ingravidez pierden rápidamente calcio en sus huesos. Aparte del efecto estimulante sobre el desarrollo del esqueleto, el ejercicio aumenta la fuerza y resistencia muscular y, si lo ejecutamos con determinadas técnicas, la flexibilidad.

Cuando se trata de ejercicio aeróbico, incrementa la oxigenación de todos los tejidos ya que mejora el funcionamiento de los pulmones, el rendimiento del corazón, (observe que cuanto más entrenada está una persona menor frecuencia cardíaca necesita para hacer este ejercicio) y la circulación sanguínea a nivel de todos los tejidos. Por otra parte, reduce el colesterol total, eleva la concentración del HDL colesterol, o colesterol protector y disminuye el de LDL y VLDL colesterol, así como los triglicéridos, lo que ayuda a bajar los depósitos de grasas a nivel de las paredes arteriales.

También contribuye a quemar las grasas del cuerpo y en consecuencia a mantener el peso adecuado. Pero además, el ejercicio físico mejora el carácter, aumenta la sensación de bienestar, hace que usted se sienta vital y lúcida a la hora de trabajar y que descanse mejor cuando duerme.

Esto se explica por qué el ejercicio ocasiona la liberación de un tipo de sustancias que se forman en el cerebro, llamadas opioides cerebrales, encefalinas y endorfinas. Ellas son similares al opio y a la morfina y provocan esta particular sensación de vitalidad que experimenta quien practica ejercicios físicos.

Definimos condición física como:

- ausencia de enfermedades.

Los exámenes médicos consideran a la mujer "apta" si está libre de condiciones patológicas y no presenta incapacidades físicas. El estar libre de enfermedades es un punto de partida para la obtención de la aptitud física a través de un entrenamiento apropiado, (aún con ciertas enfermedades y con aprobación de su médico, se puede entrenar físicamente adecuando la ejercitación).

- capacidad de trabajar y recuperarse.

La buena condición física consiste en la habilidad del organismo para mantener el equilibrio interno tan cerca del estado de reposo como sea posible durante una ejercitación exigente y recuperarlo rápidamente luego de la sesión de trabajo.

- abundante energía disponible.

La mujer apta físicamente es capaz de realizar un trabajo prolongado. Puede satisfacer las demandas que conlleva su rutina diaria y posee las reservas suficientes para disfrutar de sus intereses sociales, cívicos, culturales y recreacionales. "Vivir" demanda más que permanecer con vida, y nada es tan triste como una persona adulta con energía insuficiente para disfrutarla.

Las valencias más importantes que componen la condición física del adulto son:

a. Resistencia cardio respiratoria o aptitud aeróbica.
b. Fuerza y resistencia muscular.
c. Flexibilidad.
d. Composición corporal.

ASPECTOS Y PRINCIPIOS IMPORTANTES DE LA CONDICION FISICA.

Para lograr los mejores niveles de rendimiento en relación al tiempo y esfuerzo dedicados una persona debe comprender los principios y las características de su trabajo de entrenamiento físico.

1. Los componentes o valencias de la condición física no tienen necesariamente relación recíproca.

Una persona puede tener un alto grado de aptitud en una valencia y presentar un índice considerablemente bajo en otro. Sin lugar a dudas la persona más apta es la que posee el mayor número de cualidades deseables a un mejor nivel.

2. El nivel de condición física es siempre mejorable.

Los niveles oscilan entre aquel que está "libre de enfermedades" en un polo y en el opuesto la "campeona". Lo más importante a enfatizar es que todas pueden y deben mejorar su nivel y que esto solamente depende de un firme deseo de llevar a cabo el esfuerzo.

3. La obtención de "aptitud" o condición física requiere una actividad también física.

No existe ningún "camino sobre rosas" para lograr un estado físico adecuado, por lo que debemos enfatizar que la mujer que aspira a un mejor nivel, debe pagar por ello realizando un trabajo físico. La gimnasia pasiva o sin esfuerzo no posee valor alguno para mejorar las valencias que componen la condición física general, ni las específicas de la menopausia (osteoporosis - riesgo del sistema cardiovascular).

4. Condición física como una posibilidad de toda la vida.

Si bien es cierto que la condición física está en su apogeo durante relativamente pocos años de la vida de una persona, debemos enfatizar que la edad por sí sola no es un factor predominante. El entrenamiento tiene mucha mayor importancia, y por lo menos uno de los factores del envejecimiento, la declinación de la eficiencia, puede ser inhibida durante 25 años y más, siempre que se realice un entrenamiento adecuado. Aunque los factores hereditarios juegan un papel importante existen muy pocas dudas de que una actividad física regular a través de la vida diferirá la aparición de condiciones degenerativas asociadas al envejecimiento.

5. Principio de la sobrecarga.

Existe una cantidad óptima de ejercitación que es necesaria y suficiente como para desarrollar cada uno de los componentes de la condición física; en la misma forma en que hay una dosis determinada de medicina para el tratamiento de una enfermedad, hay una dosis correcta de intensidad del estímulo de movimiento para mejorar todos y cada uno de los aspectos de esa condición.

El principio de la sobrecarga es la base para hacer evolucionar positivamente estos componentes. Mediante la ejercitación de las valencias de la condición física a un nivel superior al cual normalmente operan, conseguiremos una adaptación y un funcionamiento más eficiente.

La sobrecarga se puede lograr mediante:

- un aumento de la frecuencia de la ejercitación.

-un aumento de la intensidad de la ejercitación en un determinado lapso.

- una combinación de ambos procedimientos.

A los efectos de obtener resultados con un programa de entrenamiento, las demandas deben ser suficientes como para forzar una adaptación. La ejercitación debe ser adecuada al nivel de tolerancia de cada mujer. Esta tolerancia se refiere a la capacidad de ejecutar una determinada actividad que requiere ejercitarse con una intensidad específica sin experimentar fatiga o malestar excesivos.

Para desarrollar las valencias de la condición física no existe un sustituto de la sobrecarga; esto significa que uno debe ejercitarse más allá del umbral de entrenamiento. Por umbral de entrenamiento entendemos la cantidad mínima de ejercitación necesaria para la puesta en marcha del proceso de adaptación.

6. Principio de la progresión.

Si deseamos mejorar la condición física, debemos exponernos a nuevos niveles de sobrecarga en forma continua y progresiva. La tolerancia de la ejercitación varía individualmente, de ahí que la programación de la progresión del trabajo debe adecuarse a cada uno.

7. Principio de la especificidad.

Las ejercitaciones específicas producen adaptaciones específicas. El cuerpo responde de acuerdo a las demandas que se le hacen, principalmente en la valencia y zona trabajada. Es aconsejable entonces que en un programa se trabajen todas las zonas musculares y todos los componentes de la condición física.

8. Principio del uso-desuso.

El uso estimula el funcionamiento, el no uso o el mero desuso provoca un eventual deterioro. Este principio se aplica al cuerpo como un todo y a sus partes consideradas aisladamente. En cierto sentido la máquina humana reacciona en forma diferente a la máquina mecánica; la humana cuando "se usa y cuida correctamente" funciona mejor y la mecánica más se usa más se deteriora.

9. Principio de la individualidad.

El cuerpo de cada mujer que participa de un programa de entrenamiento físico responde según su único y propio modo y por supuesto a su propio ritmo. Por ello cada una debe adaptar el programa a su propia individualidad y comparar los resultados en relación a sus propias normas. Entonces, para los intereses - riesgos de la mujer, tanto pre como menopaúsica, específicamente deberían:

a. para ayudar a prevenir la osteoporosis el mejor camino es una mezcla de trabajo de fuerza y resistencia musculares por medio de gimnasia con pesas o aparatos de sobrecarga y trabajo aeróbico cardiovascular tales como caminar, trote, ciclismo, gimnasia aeróbica (de bajo impacto e intensidad adecuada) baile, natación, y,

b. para prevenir las enfermedades cardíacas el entrenamiento aeróbico mencionado anteriormente.

10. Principio de la reversibilidad.

Los investigadores estiman que cuando se abandona el trabajo de condicionamiento físico, los logros obtenidos durante el entrenamiento se pierden entre las 5 y 10 semanas. Los programas de uno a tres meses, o los de verano, o los llamados de puesta a punto tienen sólo un valor relativo de duración. Si la meta es condición física para toda la vida, es preferible un nivel más bajo pero consistente que un permanente "sube y baja" de la "forma" atlética.

11. Frecuencia.

Se recomienda para las valencias cardio respiratorias, fuerza y resistencia, para fuerza una frecuencia de 3 a 5 veces por semana y para flexibilidad de 3 a 6 en el mismo lapso. El mínimo para mantener o alcanzar pequeños logros está en 2 veces semanales y en cualquier caso se aconseja un día completo de descanso por semana y se recomienda no dejar de entrenarse por más de 2 días consecutivos.

12. Duración.

La duración está relacionada inversamente con la intensidad de la actividad, a menor intensidad mayor duración del trabajo. Por esta razón se aconseja que a medida que avanzamos en edad y si pretendemos mantener un mismo volumen de trabajo, debemos disminuir la intensidad y aumentar la duración del mismo.

Generalmente para el logro de metas cardio-respiratorias necesitamos de 15 a 60 minutos en la zona de entrenamiento. Para los trabajos de fuerza y flexibilidad la duración es variable, pero si tomamos en cuenta la entrada en calor y la vuelta a la calma, ninguna sesión debería insumir menos de 45 minutos.

Y AHORA SUGERENCIAS PARA CONDICIONARSE.

1. Auto evaluarse.

a. Mírese desnuda al espejo en forma realista.

b. Pensar qué experiencias tuvimos a través de todos los años sobre: gimnasia, deportes, condicionamiento físico, los logros y los abandonos, lo agradable y lo rechazable.

c. Medir subjetivamente nuestra:

- resistencia aeróbica, ¿qué distancia podemos caminar o trotar y en qué tiempo? Preguntarnos si terminamos cansadas o con deseo de continuar o por cuánto tiempo podemos bailar una música bien movida.

- fuerza y resistencia muscular, si cargamos unos bolsos pesados del mercado o tenemos que cargar una valija en un viaje, ¿podemos con ellos? O ¿cuánto tiempo podemos tener un bebe de 5 kilos en brazos sin cansarnos?

d. ¿Nos agrada la actividad física? ¿O preferimos que alguien la realice por nosotras? ¿Qué tipo de actividad física nos agrada más?

2. Marcar nuestro objetivo.

La condición básica al marcar objetivos es que sean realistas, y ponerlos en orden de prioridad, por ejemplo:

a. caminar 50 cuadras (5 kilómetros) 3 veces por semana;

b. ir a un gimnasio de sobrecarga (aparatos o pesas) 3 veces por semana;

c. aprender o participar de un deporte o actividad recreativa activa los fines de semana;

d. comer una dieta balanceada.

3. Aprobación médica o chequeo médico (en el caso necesario).

Antes de iniciar cualquier tipo de actividad física debemos obtener la aprobación y si es posible el consejo médico.

4. Posibilidades de realizar un entrenamiento físico.

a. solas;

b. con una amiga, esposo o familiar;

c. concurrir a un club deportivo;

d. concurrir a un "gimnasio" de condicionamiento físico;

e. contratar un Profesional de Educación Física.

Si no existen experiencias de entrenamiento o actividad física y si no poseemos material mínimo para trabajar en sobrecarga es difícil obtener buenos logros realizando sola el esfuerzo, sería aconsejable concurrir a un lugar que ofrezcan condicionamiento físico o contratar un profesional para orientarnos en la primera etapa, y luego si lo deseamos continuar sola.

En grupo, con amiga/s o esposo en general es más aconsejable, ya que una motiva a la otra y se comparten las experiencias.

Si deseamos concurrir a un club deportivo o a un "gimnasio" lo más importante es quienes son los profesionales y qué tipo de programa ofrecen. No hay que dejarse deslumbrar por las luces de colores, o los aparatos mágicos, sino, preguntar qué tipo de programa ofrecen y solicitar hablar con el profesional de educación física con el cual trabajaríamos.

Si deseamos contratar a un profesional, el mínimo requisito es que éste sea graduado como Profesor de Educación Física y que posea experiencia y excelentes referencias.

5. Esquema del desarrollo de una sesión de actividad física.

Toda actividad física de cierto nivel de exigencia tanto deportiva como gimnástica, tiene tres etapas completamente definidas con las que debemos cumplir a fin de obtener los mejores resultados y evitar lesiones o problemas físicos importantes. Ellas son:

- Entrada en calor con una duración de 5 a 15 minutos con el objetivo de preparar por un lado el sistema cardio respiratorio y por el otro el sistema artro-muscular.

Puede incluir marchas, trote lento, ejercicios gimnásticos con criterio flexibilizante y que no requieran movimientos del tipo "explosivo" o con gran gasto de energía.

- Parte principal o sesión de entrenamiento, que oscila entre un mínimo de 15-20 minutos a 120 minutos (depende de la actividad, nivel de exigencia, relación trabajo-descanso, tiempo disponible, etc.).

- La vuelta a la calma tiene la misma importancia que la entrada en calor, una duración de 5 a 10 minutos con marchas, ejercicios flexibilizantes y algunas veces técnicas de relajación.

6. Recomendaciones.

No existe un programa único que sirva para todas. Al planificar su programa es necesario tomar en cuenta las necesidades e intereses propios y la certeza de que los logros se obtienen mediante un entrenamiento planificado de acuerdo a los objetivos, que sea continuo y progresivo en el tiempo y que exija esfuerzo y muchas veces sacrificio. Los pasos para planificar el trabajo son:

- Identificar nuestras propias necesidades.
- Aprender el valor de los diferentes ejercicios y actividades.
- Asegurarse que se cubren todas las necesidades e intereses.
- Planificar el programa y escribirlo.
- Seleccionar un tiempo, un lugar para ejercitarse y para llevar a buen destino debemos:
- Considerar la regularidad como la llave del éxito.
- Comenzar en forma gradual y evitar así dolores y lesiones.
- Variar las actividades de ejercitación en forma periódica.
- Evitar aquellos ejercicios y actividades que podemos llamar "cuestionables" por su posibilidad de traumatismos y lesiones eventuales.
- Tratar de hacer del ejercicio una diversión -por medio de la música, la ropa, compañeros, aventuras, etc.
- Marcar objetivos realistas y medir el progreso.
- Siempre entrar en calor y volver a la calma antes y después de un trabajo moderado o vigoroso.

RESPUESTAS A PREGUNTAS FACTIBLES.

- ¿Cuáles son las mejores actividades para el entrenamiento cardio respiratorio para la mujer pre y post menopausia?

Todas las actividades en que llevamos nuestro peso sobre una misma (caminar, trotar, bailar).

- ¿Cuáles son las mejores actividades para combatir la osteoporosis?

a. Trabajo de gimnasia con énfasis en fuerza y resistencia muscular.

b. Trabajos en aparatos de musculación o pesas. Debemos trabajar todos los grandes grupos musculares y el énfasis es sobre resistencia muscular más que en fuerza, por lo tanto lo importante es cuantas veces repetimos un ejercicio y no el peso con que nos ejercitamos.

- ¿Cuál es el máximo de frecuencia cardíaca durante el ejercicio?

La edad es aparentemente el mayor determinante de la frecuencia cardíaca máxima, a medida que una envejece, el límite debería situarse más abajo. La regla general es que 220 (pulsaciones por minuto) menos la edad en años, es igual a frecuencia cardíaca máxima (estimada) con la que se podría trabajar sin consecuencia negativa. Como precaución utilicemos como máxima un 10% menos.

- ¿Qué tipo de trabajo físico es recomendable para realizar en el hogar?

Lo primero es ser activa, hay muchas tareas del hogar que demandan un esfuerzo corporal, como por ejemplo el jardín, la limpieza, compras caminando o en bicicleta, jugar con los niños, etc. y por supuesto se puede saltar la cuerda, bicicleta fija (sin manubrios móviles), correr en el lugar, subir escaleras, bailar y usar la imaginación para descubrir nuevos medios.

- ¿Cuándo una sedentaria comienza un programa de condicionamiento físico, qué cantidad de ejercitación puede realizar?

Depende de un número importante de factores:
- la edad;
- su salud;
- si fuma;
- cuan inactiva en realidad es;
- cuánto tiempo hace que está inactiva;
- si tiene sobrepeso;
- etc.

Casi todo el mundo puede comenzar de inmediato a ejercitarse; es necesario aplicar el sentido común, y, por ejemplo, comenzar a un nivel muy bajo, progresar en forma lenta y observar como una responde al programa de ejercitación.

- ¿Son efectivos los ejercicios pasivos realizados con ayuda de otra persona o máquina?

No, y esto incluye los cilindros giratorios, las cintas vibratorias, las mesas o camas de "ejercitación", las envolturas por zonas, los estimulantes eléctricos y muchos más que son usados por personas inescrupulosas que realizan una propaganda (muchos de estos aparatos no pueden ser publicitados en U.S.A. prometiendo logros) que juega con las esperanzas y ansiedades de quienes desean mejorar su condición física y perder peso.

CAPITULO XXXIV. ¿QUÉ ES UNA HISTERECTOMÍA?

Ud. habrá oído con frecuencia esta palabra. La misma designa una intervención quirúrgica que se realiza a menudo. Estrictamente significa extirpación del útero, en su totalidad (histerectomía total con o sin extirpación de los ovarios - ooforectomía) o dejando el cuello (histerectomía sub-total, con o sin ooforectomía). El mismo puede extraerse por vía abdominal, a través de una incisión horizontal por encima del pubis o vertical en la línea media. También cabe la posibilidad de extirparlo por la vagina, en especial cuando hay un prolapso o descenso de los órganos genitales. (No crea que todas las operaciones de prolapso implican la extirpación del útero).

En los últimos años la histerectomía se efectúa también por vía laparoscópica, o sea con un instrumento como un tubo, provisto de lentes de aumento y de luz, a través del que pueden introducirse tijeras, clips, pinzas, etc. Se hace por medio de una pequeña herida en el ombligo, bajo anestesia general. Con el laparoscopio el útero se "desconecta" de todas las "riendas" que lo mantenían en su sitio y, una vez suelto, se extrae por la vagina.

La extirpación del útero en cualquier caso puede acompañarse o no de la de los ovarios (ooforectomía). De modo que, quitado el útero, pueden quedar los ovarios, o por el contrario –cosa muy poco frecuente- pueden sacarse los ovarios, dejando el útero.

Cuando se extirpa el útero lógicamente la mujer no menstrúa más, ya que desaparece el endometrio, que es la capa que descama en cada regla. Este cese de la menstruación (menopausia en sentido estricto) ocurre se saquen los ovarios o no.

Cuando se extirpan los ovarios, donde se producen las hormonas que estimulan en endometrio, cesa la menstruación, aunque ésta se reanuda si se ha dejado el útero, cuando se administran hormonas al organismo. Siempre que se extraen los ovarios, desaparecen de la sangre las hormonas que ellos producen, lo que ocasiona el síndrome climatérico. Los sofocos, sudoración, nerviosismo, etc., suelen ser más intensos y aparecen ya algunas horas después de la operación.

Cuando se extrae solamente el útero, si bien no hay menstruación, no se presentará el síndrome climatérico, hasta que los ovarios dejen de funcionar, a la edad en que esto ocurre habitualmente, alrededor de los 50 años.

En consecuencia, la histerectomía y la falta de menstruación no obligarán a hacer HTR si se han conservado los ovarios. Si los mismos han sido extirpados, será necesario, salvo alguna contraindicación, administrar HTR lo antes posible, preferentemente desde que la paciente abandona el sanatorio. Esto es importante para evitar los molestos síntomas climatéricos y además, como sabemos, para evitar las consecuencias a corto, mediano y largo plazo de la falta de hormonas, que en este caso es total y absoluta.

Un detalle que no siempre se entiende: si se realiza una ligadura tubaria, lo que se hace es ligar, atar y cortar o colocar un clip en la trompa. Esto no afecta al útero ni al ovario, la menstruación prosigue hasta que sobreviene la menopausia a la edad habitual. En este caso, es evidente que, pese a que ocurren normalmente el ciclo ovárico y la ovulación, la secreción de hormonas y el desarrollo y descamación del endometrio, el embarazo no se produce porque óvulo y espermatozoide no se pueden unir, ya que les falta el "puente" a través del cual llegan a encontrarse, que es la trompa de Falopio.

POR QUÉ SE REALIZA UNA HISTERECTOMIA?

Las razones por las cuales se hace una histerectomía son muy variables. Lo más frecuente es que sea por una hemorragia uterina que se repite y no se puede solucionar con otros recursos.

Otras veces, es por la presencia de fibromiomas uterinos. En pocos casos, es debido a la existencia de un tumor maligno del cuello del útero, del endometrio o del ovario. En éstas últimas circunstancias se asocia con radiaciones o drogas anticancerosas. Es preciso que sepan que los tratamientos de este tipo, sin operación quirúrgica, que a veces se hacen por afecciones del aparato reproductor o de otras localizaciones, pueden llevar a la anulación funcional del ovario y a la menopausia con síndrome climatérico. En esta situación el órgano (ovario) sigue estando presente pero ya no produce más hormonas, Puede ocurrir, en mujeres jóvenes, que esto sea pasajero y que, después de un tiempo, las pacientes recuperen la función ovárica e incluso queden embarazadas. De lo contrario, se requiere administrar HTR, si no tienen contraindicación.

PREPARASE PARA LA HISTERECTOMIA.

Un término que frecuentemente hiere mis oídos es el de "vacío", "vaciar". Lo emplean muchas mujeres para referirse a la histerectomía, tomándolo quizás de la jerga médica, en que vaciamiento significa extirpación total, habitualmente de ganglios linfáticos. Resulta interesante que se designe así a la histerectomía, porque la palabra denota la impresión que tienen muchas mujeres acerca de lo que se les hace. Para ellas, se las vacía del órgano femenino por excelencia, donde se gestan los hijos y el responsable de la menstruación. Se les quita parte de su identidad como mujer. El útero, en la mente de toda paciente ocupa un lugar importante, incluso desde el punto de vista sexual.

Es fundamental que el médico se tome un buen tiempo para explicar a la paciente la razón que justifica la intervención, para que le haga comprender las ventajas de esta conducta frente a otras posibles, para que le señale las dimensiones reales del útero, los pasos generales de la técnica y para que le haga entender que el lugar dejado por este órgano no quedará vacío, sino que será ocupado por otras vísceras abdominales. Es importante que la mujer comprenda que, si bien no menstruará ni concebirá más hijos, mantendrá una vagina apta para la relación sexual, que será igualmente satisfactoria o aún más, al suprimirse una posible causa de dolor coital, así como el temor a un eventual embarazo. Igualmente, habrá de explicársele la trascendencia de iniciar cuanto antes la HTR si se le van a extirpar los ovarios y la ventaja de no requerir gestágenos y no tener sangrados, con lo que se evitan serias molestias conservando todos los grandes beneficios de la hormonoterapia.

Si el médico actúa cautelosa y comprensivamente, incluso si procura que la paciente se ponga en contacto con otras mujeres que han pasado por la misma intervención, será mejor la actitud con que irá al quirófano y más rápida la recuperación posoperatoria. Nunca tendremos una "depresión post-histerectomía".

CAPITULO XXXV. CIRUGIA ESTETICA EN LA MENOPAUSIA.

En la proximidad de la menopausia la mujer se ve enfrentada a modificaciones en su aspecto físico que le recuerdan que el tiempo no ha pasado en vano. Puede recurrir entonces a la cirugía plástica para recuperar, además de su figura, la seguridad de sí misma.

Los recursos que esta rama de la medicina puede aportarle son los siguientes:
- cirugía plástica de las mamas y reconstrucción mamaria.
- cirugía plástica de la nariz o rinoplastia.
- cirugía plástica de los párpados o blefaroplastia.
- lifting de la cara y el cuello.
- lipoaspiración o liposucción.
- dermolipectomía abdominal.
- dermolipectomía abdominal.

PLASTIA MAMARIA.

Las alteraciones del aspecto mamario son variadas, pero pueden clasificarse en tres tipos: mamas pequeñas (hipomastia); mamas voluminosas (gigantomastia) y mamas péndulas (ptosis mamaria).

Las mamas pequeñas, si bien pueden ser de origen congénito, suelen verse después de lactancias prolongadas y repetidas o con el paso de los años. Esto se corrige con la colocación de prótesis de silicona. Con respecto a las mismas, está probado que su utilización no provoca cáncer de seno. Una complicación posible pero muy poco frecuente es la formación de una cápsula, como reacción frente a un material extraño al organismo. Si hay una caída (ptosis) de los senos, es posible corregir la misma, elevándolos y colocándolos en posición normal.

Otra modificación que se observa es la gigantomastia, o sea el aumento del volumen de las glándulas mamarias, que puede obedecer al incremento exagerado del tejido glandular o al aumento del tejido adiposo, situación ésta última frecuente en las obesas después de la menopausia. La mujer, además de problemas psicológicos, experimenta dolores de espalda, como consecuencia de la mala posición que adopta para disimular el tamaño y compensar el peso excesivo de los senos.

Las técnicas que se emplean para corregir esta alteración han variado mucho en los últimos años. Se ha procurado reducir el número de cicatrices y disimularlas. La más utilizada es la incisión alrededor de la aréola.

En cualquier caso, se recurre a la anestesia general. La paciente puede regresar a su domicilio el mismo día o, a lo sumo, permanece internada durante veinticuatro horas. Una vez dada de alta, si bien se continúan los cuidados, está en condiciones de reintegrarse al trabajo en cuatro o cinco días, siempre que el mismo no implique esfuerzos físicos.

A partir del mes de la intervención, puede realizar cualquier tipo de ejercicio.

- Reconstrucción Mamaria.

Cuando en distintas circunstancias, pero especialmente a consecuencia del tratamiento de un cáncer mamario, ha sido necesario extirpar una o ambas mamas, se recurre a procedimientos quirúrgicos para su reconstrucción. Los mismos, que pueden efectuarse inmediatamente después de la operación inicial, no impiden realizar otros tratamientos (radio o quimioterapia), ni dificultan las mamografías de control ulteriores.

Si la piel en la zona de la mama extirpada ha quedado muy tensa, pueden emplearse "colgajos", pero es más sencillo usar unos "balones" que se colocan debajo de la piel y que se van inflando progresivamente, hasta que hay espacio suficiente para colocar la prótesis definitiva. Más tarde, se reconstruye la aréola y el pezón. Los resultados son muy alentadores para la paciente y para el cirujano, que tiene la impresión de haber devuelto a esa mujer su imagen normal y con ella el sentido de autoestima, alejando los temores de rechazo que podía tener al verse desprovista de un órgano que, como ya fue analizado, tiene un gran significado sexual.

CIRUGIA DE LA NARIZ (RINOPLASTIA).

La nariz es una de las estructuras que cambia más a través de la vida. En ocasiones, más que su forma, lo importante es la armonía que guarda con el conjunto de la cara. Por eso el cirujano debe prestar atención, no sólo a la remodelación de la nariz, sino al rostro en su totalidad. A este respecto son de utilidad los estudios previos utilizando fotografías, mascarillas de yeso o imágenes creadas en la computadora.

Usualmente se emplea anestesia local, potenciada con sedantes. Puede recurrirse a incisiones internas, en la mucosa nasal, o externas. Durante los siete u ocho días posteriores a la intervención, se deja un yeso, a efectos de amoldar la piel a las estructuras de hueso y cartílago subyacentes, que han sido modificadas. El edema va disminuyendo con el correr de los días, de modo que al mes de la operación, la nariz ha tomado la forma que se le quiso dar.

CIRUGIA DEL MENTON (MENTOPLASTIA)

En ocasiones, con la finalidad de lograr simetría y balance a las proporciones de la cara, es preciso corregir el mentón (mentoplastia), ya sea por sección de parte del hueso -si sobresale en exceso- o por colocación de una prótesis de silicona, si lo que se busca es aumentar su prominencia.

CIRUGIA DE LAS OREJAS.

Pueden asociarse cualquier de los procedimientos antes señalados, con la corrección de la forma e implantación de las orejas.

"LIFTING" FACIAL.

No solamente la edad, sino la herencia, los trastornos hormonales, el alcoholismo, la droga, el cigarrillo y la exposición prolongada al sol, provocan deterioros en el aspecto del rostro y del cuello. Se producen arrugas, se acentúan los surcos, aparecen "bolsas" en los párpados y caen las estructuras laterales de la cara.

¿Es necesaria o no una cirugía estética? Sólo la paciente puede responder a esta pregunta, en función de sus percepciones y deseos. Cuando la decisión es firme, significa que realmente se siente desconforme con su aspecto actual. El cirujano debe ayudarla dándole la información que solicita y haciéndole ver cuáles son los elementos que pueden y deben ser corregidos, para que quede satisfecha con los resultados. Muchas veces la mujer sólo ha advertido una pequeña parte del problema., puesto que su atención se ha concentrado, por ejemplo, sólo en los párpados o en el cuello.

Esta cirugía (blefaroplastia) incluye la corrección de los párpados, resecando el exceso de piel y de grasa. Puede asociarse el estiramiento de la frente, con elevación de las cejas, lo cual devuelve a los ojos su aspecto juvenil o al "lifting" de las mejillas y del cuello.

Esta operación, que suele hacerse con anestesia local potenciada, deja cicatrices casi imperceptibles, ya que se disimulan con el cabello y permiten un retorno rápido a la vida normal, una vez que hayan cedido los edemas.

METODOS COMPLEMENTARIOS.

Ya fue analizado el procedimiento para corregir el mentón, al que puede asociarse el que tiene por finalidad aumentar la prominencia de los malares (que son los huesos que se encuentran por debajo de las mejillas).

Actualmente se practican, además, infiltraciones de relleno en las arrugas y en los surcos, cosa que puede lograrse mediante inyección de silicona (método no recomendable), de colágeno (que tiene el inconveniente de reabsorberse en pocos meses) o de grasa (que se obtiene por aspiración de otros sectores del cuerpo de la misma persona). Este último, que puede repetirse en varias ocasiones, es el procedimiento de elección, por ser el más eficaz y duradero.

LIPOASPIRACION O LIPOSUCCION.

Es el procedimiento por el cual se extrae grasa acumulada en determinadas zonas del cuerpo, que produce deformidades y que no desaparece con los regímenes de adelgazamiento. Se trata de la grasa ubicada más profundamente, contra el músculo. La capa de grasa superficial no se debe tocar, ya que puede disminuir progresivamente con dieta, permitiendo a la piel readaptarse a la nueva situación.

Las áreas más afectadas por esta acumulación antiestética de tejido adiposo son las siguientes:
- cara y cuello,
- brazos y región axilar,
- manos,

- abdomen, flancos y dorso,
- caderas y región glútea,
- miembros inferiores.

El procedimiento que se efectúa habitualmente bajo anestesia general, consiste en practicar una incisión de escasos milímetros, a través de la cual se introduce la cánula, con lo que se extrae un máximo de dos mil a dos mil quinientos centímetros cúbicos de grasa.

La mujer vuelve a su domicilio en el mismo día, con una faja, que debe usar por espacio de un mes. El edema desaparece en quince días o en un mes. En las primeras veinticuatro a cuarenta y ocho horas debe comenzar a caminar, para reintegrarse al trabajo algunos días después.

De ser necesario, la lipoaspiración, podrá repetirse la cantidad de veces que sea necesario para obtener el remodelado total del cuerpo. La grasa que se extrae no vuelve a aparecer y, en el caso de mujeres con tendencia a la obesidad, recomendamos un cambio de sus hábitos alimenticios y ejercicios adecuados.

DERMOLIPECTOMIA.

Es frecuente observar, en especial luego de embarazos y partos, un estiramiento de la piel y los músculos del abdomen, que pierden elasticidad y tonicidad. Esto lleva a que el vientre se vuelva prominente y que a veces caiga como un delantal del pubis.

Esto difícilmente puede solucionarse sólo con lipoaspiración, por lo que es preciso recurrir a la resección de todos los tejidos que quedan por debajo del borde superior del ombligo, llevando luego dicha línea a nivel del pubis. La cicatriz final se sitúa, en forma horizontal, por encima del pubis, y el ombligo, que es el mismo de la paciente,, se reubica en la posición en que normalmente estaba.

Esta operación se realiza siempre bajo anestesia general. Suele requerir el uso de autotransfusión, o sea la inyección de sangre de la propia paciente, que había sido extraída con anterioridad y almacenada hasta el momento de la operación.

El tiempo de internación es corto, máximo veinticuatro horas. La paciente abandona el sanatorio con una faja, puede caminar inmediatamente y reintegrarse al trabajo en una semana, siempre que éste no requiera esfuerzos físicos.

PLASTIA DE LOS MUSLOS. GLUTEOPLASTIA DE AUMENTO.

El estiramiento de la piel de los muslos es un procedimiento de utilización excepcional.

Sólo practicamos el interno, generalmente después de una lipoaspiración de la zona, recolocando la piel, mediante una incisión que quede ubicada en la extremidad superior, bien oculta.

Si el caso lo requiere, por ejemplo, en las obesas, se puede realizar un "lifting" convencional de muslos, pero la calidad de las cicatrices y la posición de las mismas son antiestéticas.

La gluteoplastia de aumento, consiste en la colocación de prótesis especiales de silicona (las inyecciones de grasa no son efectivas), a efectos de aumentar el volumen de las nalgas para mejorar la silueta.

En suma: el buen aspecto exterior del cuerpo, que debe necesariamente acompañarse de buena salud física y psíquica puede ayudarla a sentirse saludable y de este modo poder integrarse más plenamente a la vida luego de la menopausia. No se deje llevar por el temor y los prejuicios. Consulte al cirujano plástico y discuta con él las posibilidades que la medicina le ofrece para mejorar su figura. Si siente la necesidad de rejuvenecer su fisonomía no lo tome como una frivolidad que debe reprimirse, piense que podrá lograrlo en unos días y lo disfrutará largo tiempo.

CAPITULO XXXVI. VIVA SU PROPIA MENOPAUSIA.

Hasta aquí hemos tratado los distintos aspectos de la etapa de transición que es el climaterio como un conjunto de fenómenos comprobados por un observador ajeno a los mismos.

Veamos, brevemente, cómo ellos son percibidos desde el punto de vista de quien los experimenta y de qué modo puede -y a nuestro modo de ver- debe evolucionar la óptica según la cual se los interpreta.

Un factor que modifica radicalmente el modo como Ud. vive su menopausia es la actitud psicológica o la idea que se haya formado a priori con respecto a esta etapa de la vida.

LA MENOPAUSIA: DECADENCIA INELUDIIBLE Y DESPRECIABLE.

Hasta ahora ha predominado la idea de menopausia equivalente a envejecimiento, decadencia, finalización del goce sexual, terminación de la vida activa, enfermedad y sufrimiento. Esta interpretación, fruto de conceptos y sentimientos trasmitidos por la cultura desde tiempos inmemoriales, lleva asociada la de etapa ineludible e inmodificable, que debe aceptarse y padecerse con resignación. Más aún, lleva implícito un juicio de minusvalía, de menosprecio, de burla y hasta de rechazo ante quienes la transitan. Vea si no con qué significado despectivo se tilda a una mujer de "menopaúsica", ya sea cuando presenta algunos de los síntomas climatéricos tan comunes como pueden ser los vómitos en la embarazada o el síndrome premenstrual. O, lo que es peor aún, cuando enfrenta situaciones que para nada tienen que ver con sus trastornos hormonales y que son sólo reacciones frente a problemas del esposo o de la familia.

En cierto modo, la mujer menopaúsica es el "pararrayos" de los conflictos de su círculo familiar, por la sola razón de que, en ocasiones, ellos coinciden con manifestaciones orgánicas y psíquicas propias del climaterio.

DESMITIFICAR LA MENOPAUSIA.

Por eso es muy importante desmitificar el tema de la menopausia, reduciéndolo a sus verdaderos límites y alcances.

La primera acción en tal sentido es la información adecuada, no sólo de las mujeres, sino también de su marido e hijos.

La segunda tarea es la de revalorizar la etapa pos reproductiva, haciéndole ver que, si bien ha terminado definitivamente la maternidad orgánica o física, este mismo hecho marca el comienzo de un período fecundo en realizaciones personales, familiares y sociales.

La tercera cosa que ha de inculcarse es la posibilidad de revertir muchas de las consecuencias del desequilibrio hormonal mediante la HTR y las demás medidas terapéuticas, con lo que se logrará un cambio cualitativo importante.

En suma, si Ud. y quienes la rodean se preparan adecuadamente, podrá vivir su menopausia en plenitud, positivamente, aprovechando las condiciones que naturalmente le son dadas en esta etapa, Ud. la disfrutará, conforme lo hizo con la infancia o la madurez.

LOS PROYECTOS DE VIDA Y LA MENOPAUSIA.

También es variable la vivencia de la menopausia de acuerdo con la actividad que la mujer desarrolle, el lugar donde viva, las personas que la rodean.

Si tiene motivaciones o proyectos a largo plazo -de cualquier naturaleza- es factible que, aun cuando experimente algunos de los síntomas descritos en distintos capítulos de esta publicación, nunca los perciba como prolegómenos del fin. Es probable que, impulsada por esas fuertes razones para continuar viviendo bien, procure los medios para solucionarlos y proseguir -aún en mejores condiciones- el camino que se ha trazado.

La menopausia es muchas veces el pretexto, o el factor desequilibrante, que pone en evidencia situaciones de desorientación, temor o frustración. Estas salen entonces a luz y la mujer siente "que el mundo se derrumba". Ha perdido lo que constituía su punto de apoyo: la maternidad o el sentimiento de femineidad. Sobreviene entonces la crisis; esto sólo tangencialmente tiene relación con las hormonas. Vale la pena -de todos modos- restaurarlas a lo normal. Pero más importante aún es aprovechar ese momento para "recimentar" el edificio, en base a una buena psicoterapia, que puede abarcar al esposo o al grupo familiar.

EL ASPECTO FISICO Y LA MENOPAUSIA.

La mujer de ciudad, la ejecutiva, la profesional, asigna gran importancia al aspecto físico y al rendimiento laboral. Creemos muy respetable esta actitud y deben alentarse todas las medidas tendientes a conservar esos atributos, desde la HTR, pasando por la dieta y el ejercicio físico, hasta llegar a la cirugía estética.

Pero también es importante que Ud. sepa madurar, o en otras palabras sea capaz de aceptar ciertos cambios y no se aferre al ideal de eterna juventud. Cada edad tiene sus características, que no necesariamente son extrapolables a otras. Es triste ver a alguien que se empeña por parecer de 30 a los 60. La mujer madura tiene atractivos indudables, de los que son testimonio por ejemplo su éxito en la pantalla, en el trabajo y en el amor.

Sin duda el impacto psicológico de la menopausia será menor en la mujer de menores recursos, o en la que vive en el campo, o en la consagrada a tareas intelectuales o espirituales. No obstante, también éstas deberán ser conscientes de los beneficios que los conceptos actuales en cuanto a HTR y "estilo de vida", les brindan en términos de calidad de vida.

GLOSARIO.

abaritonamiento de la voz: cambio del tono de la voz que se vuelve más grave, adquiriendo caracteres propios del registro de un barítono.

acetato de medroxiprogesterona (medroxiprogesterona acetato): gestágeno (ver gestágenos), de estructura similar a la progesterona natural, que se emplea como medicamento en comprimidos.

acetato de norstisterona (norstisterona acetato): gestágeno (ver gestágenos), de estructura similar a la testosterona (ver testosterona), que se emplea como medicamento en comprimidos.

accidente vascular encefálico: enfermedad caracterizada por infarto o hemorragia a nivel del sistema nervioso central.

acinos: formaciones redondeadas, que constituyen la glándula mamaria, donde se segrega la leche.

adolescencia: etapa de la vida en la cual ocurre la maduración de los caracteres sexuales que hacen que el individuo sea apto para cumplir la función reproductiva.

amenorrea: falta de menstruación.

androgenización: aparición de caracteres sexuales masculinos.

andrógenos: hormonas masculinas.

aneurisma: dilatación de un sector de una arteria.

anorexia: falta de apetito.

anorexia nerviosa: enfermedad caracterizada por perdida notoria del peso corporal, seguido de múltiples manifestaciones orgánicas que pueden conducir a la muerte debido a la falta de ingesta de alimentos.

anorgasmia: situación caracterizada por ausencia de orgasmo.

ansiolíticos: psicofármacos (ver psicofármacos) utilizados para combatir la ansiedad. Ejemplos: Diazepam, lorazepam.

anti-ácidos: medicamentos utilizados para disminuir la acidez estomacal.

anticonceptivos hormonales por vía oral, óvulostáticos: método de planificación de la natalidad consistente en frenar la ovulación mediante la toma diaria de un comprimido, que contiene -usualmente- una asociación de estrógenos y gestágenos.

anti convulsionantes: medicamentos utilizados para el tratamiento de las convulsiones y la epilepsia.

arterioesclerosis: depósito de grasas sobre la pared de las arterias, que disminuye su luz y reduce o anula el pasaje de sangre a su través.

atresia: proceso de atrofia o disminución progresiva del tamaño de los folículos ováricos.

atrofia: disminución del tamaño o del espesor de un órgano o de un tejido, usualmente por falta de estímulo hormonal.

(17) Beta estradiol: estradiol: estrógeno natural.

bifosfonatos: sustancias químicas empleadas como medicamentos para frenar la reabsorción del hueso.

bilirrubina: sustancia química verdosa que se elimina por la bilis.

biopsia endometrial: procedimiento diagnóstico consistente en la toma de una "lonja" de endometrio, mediante un fino tubo metálico, terminado en una zona dentada (cureta de Novak), que se introduce a través del cuello uterino.

biopsia endometrial por aspiración: procedimiento diagnóstico, consistente en la obtención de endometrio, mediante un tubo conectado a una jeringa o aparato que succiona por vacío.

biotipo: conjunto de características corporales comunes a un grupo de individuos que definen una serie de tendencias psico-físicas, normales y patológicas.

bocio: enfermedad de la glándula tiroides caracterizada por aumento de su tamaño.

calvicie frontal: pérdida del cabello que se implantan sobre la región frontal del cuero cabelludo.

cáncer: tumor maligno.

capuchón del clítoris: repliegue cutáneo, formado por la unión de los labios menores, que recubre al clítoris.

caracteres sexuales primarios: conjunto de órganos que constituyen el aparato reproductor o genital.

caracteres sexuales secundarios: conjunto de características corporales propias de un sexo (a excepción del aparato reproductor).

cefalea: dolor de cabeza.

ciclotimia: carácter con tendencia a variaciones entre la euforia y la depresión.

cirrosis: enfermedad caracterizada por alteración de la estructura y función del hígado.

cirugía translaparoscópica: procedimiento consistente en seccionar o extirpar órganos situados en la cavidad abdominal, a través del laparoscopio (ver laparoscopía).

cistitis: cuadro caracterizado por mayor frecuencia de las micciones, sensación de deseos de orinar sin tener casi orina en la vejiga, sensación de continuar con deseos de orinar una vez evacuada la vejiga.

cistocele: prolapso (ver prolapso) o descenso de la pared vaginal anterior y de la vejiga.

citología endometrial: procedimiento de diagnóstico consistente en el estudio microscópico de las células descamadas del endometrio, de donde se obtienen mediante un cepillo o espátula.

climaterio: período previo y posterior a la menopausia, durante el cual ocurren síntomas debidos a la falta de hormonas ováricas.

clítoris: estructura que conforma la vulva, equivalente al pene, ubicado en la parte superior de la desembocadura de la vagina.

colágeno: sustancia que forma el tejido conjuntivo, la matriz ósea, la piel, etc.

colesterol: variedad de sustancia grasa contenida en la sangre, que sirve de base para la formación de algunas hormonas y que se acumula en las paredes arteriales en la arterioesclerosis.

colesterolemia: la concentración de colesterol en sangre.

colposcopía: procedimiento consistente en observar la vagina y el cuello uterino mediante un instrumento que tiene luz y lentes de aumento (similar a un largavista) (colposcopio).

corticosteroides: hormonas producidas por las glándulas suprarrenales.

creatininemia: la concentración de creatinina en sangre.

crema de estradiol: preparación medicamentosa, en forma de crema, que contiene estradiol y que se aplica sobre la piel, de modo que la hormona difunda hacia la sangre.

cuello uterino: porción inferior del útero, que sobresale en la vagina, donde es visible y palpable.

cuerpo amarillo o cuerpo lúteo: estructura que se forma en el ovario, a partir de un folículo, después de la ovulación y que segrega estrógenos y progesterona.

demencia senil o Enfermedad de Alzheimer.

densidad ósea: concentración de calcio en el hueso.

densitometría ósea: procedimiento de diagnóstico consistente en medir la densidad ósea (ver densidad ósea), mediante tomografía computada, absorbimetría bifotónica o absorbimetría de doble haz de rayos X.

desfeminización: pérdida de los caracteres sexuales propios de la mujer.

diabetes: enfermedad ocasionada por falta de insulina en el páncreas y caracterizada -entre otras cosas- por el aumento del azúcar (glucosa) en la sangre.

dispareunia: dolor o molestia ocasionada por la relación sexual.

DIU: dispositivo de plástico, con cobre o progesterona, que colocado en el útero, impide el embarazo.

diurético: medicamento empleado para aumentar la producción de orina.

dolicomenorrea: menstruación prolongada.

ecografía: procedimiento diagnóstico consistente en el empleo de ultrasonidos, mediante el cual puede reconocerse la estructura de los órganos.

ecografía transvaginal: procedimiento diagnóstico consistente en la colocación de un dispositivo a nivel de la vagina que emite ultrasonidos y permite recoger una imagen de los órganos vecinos: útero, ovarios, trompas (Ver ecografía).

ectropión: eversión del revestimiento del canal del cuello uterino, que queda cubriendo parte de la superficie externa del mismo y en contacto con el medio vaginal.

endometrio: revestimiento interno de la cavidad uterina.

endometriosis: enfermedad caracterizada por la presencia y crecimiento de endometrio fuera de su ubicación normal en la cavidad del útero.

enfermedad cardiovascular: situación provocada por la disminución o anulación de la llegada de sangre a un órgano, a consecuencia de la arterioesclerosis (ver arterioesclerosis).

epitelio: revestimiento formado por varias capas de células que forma la piel y recubre por dentro a los órganos.

esfínter uretral: músculo que rodea a la uretra.

espéculo: instrumento, provisto de dos valvas, que introducidas en la vagina, al separarse, permiten observar las paredes de la misma y el cuello uterino.

espermatozoides: células germinativas o gametos masculinos.

espermicidas: sustancias químicas (habitualmente 9 monoxinol) que inmovilizan y matan los espermatozoides.

espironolactona: sustancia química empleada como medicamento, con propiedades diuréticas.

esquizofrenia: enfermedad mental caracterizada por desdoblamiento de la personalidad.

esquizoide: de tipo o con tendencia a la esquizofrenia.

estradiol: el estrógeno (ver estrógenos) natural más potente.

estradiol micronizado: estradiol o estrógenos natural, que se emplea como medicamento, en comprimidos.

estriol: estrógeno (ver estrógenos) natural débil.

estrógenos: hormonas producidas en el folículo y cuerpo amarillo del ovario, así como en la placenta y que son responsables de la aparición y mantenimiento de los caracteres sexuales secundarios femeninos.

estrógenos equinos conjugados: estrógenos (ver estrógenos) naturales obtenidos de orina de yeguas preñadas, que se emplean como medicación.

estrona: estrógenos (ver estrógenos) natural débil.

etapa post reproductiva: fase de la vía posterior a la interrupción de las menstruaciones.

etapa pre reproductiva: fase de la vida previa a la primera menstruación.

óvulos: células germinales o gametos femeninos.

etapa reproductiva: período comprendido entre la primera y la última menstruación, durante el cual la mujer es capaz de reproducirse.

exudado vaginal: procedimiento diagnóstico, consistente en observar y cultivar materiales obtenidos de la vagina, a efectos de identificar las bacterias presentes a ese nivel.

fase lútea: etapa del ciclo ovárico, posterior a la ovulación, durante la cual existe un cuerpo lúteo o amarillo en el ovario.

fase lútea insuficiente (o insuficiencia del cuerpo amarillo): situación caracterizada por la secreción de cantidades de progesterona inferiores a las normales o durante un tiempo más breve que lo normal.

fecundación: unión del óvulo y el espermatozoide con formación de un huevo, que -al crecer forma el embrión y sus envolturas.

fémur: hueso largo ubicado en el muslo.

flebitis: enfermedad consistente en inflamación de las venas.

fibroadenoma: tumor benigno de la glándula mamaria.

fibromioma o mioma: comúnmente denominado "fibroma". Tumor benigno del útero formado por fibras musculares.

folículo ovárico: estructura presente en el ovario, con aspecto de globo, formado por una pared a la cual está adherido el óvulo y por una cavidad que contiene líquido.

galactóforos: conductos que constituyen la glándula mamaria, dispuestos ramificadamente, que llevan la leche desde los acinos donde es segregada hasta el pezón o mamelón.

galactorrea: secreción de leche por el pezón.

gestágenos o progestágenos: sustancias químicas de efecto similar a la progesterona (ver progesterona).

glicemia o glucemia: la concentración de glucosa (azúcar) en sangre.

gonadotropina coriónica: hormona producida por las envolturas del embrión (corión) y que estimula al cuerpo amarillo, evitando su atrofia y lo convierte en cuerpo amarillo de embarazo.

HDL colesterol: variedad de sustancia, formada por una proteína de alta densidad y por colesterol, producida en el hígado y que favorece el transporte del colesterol desde las paredes de las arterias hacia el hígado para su eliminación. Por eso se la llama "protectora" o "buena".

hemograma: análisis de laboratorio para conocer el número de glóbulos rojos y blancos (y dentro de estos últimos los porcentajes de cada uno de los tipos).

hemorragia meníngea: derrame de sangre a nivel de las envolturas del sistema nervioso, a consecuencia de rotura de una arteria, cuya pared estaba debilitada, en general cuando la presión arterial aumenta excesivamente.

heparina: sustancia empleada para disminuir la coagulación de la sangre.

hepatitis: enfermedad caracterizada por infección del hígado.

hidroxiapatita: cristal formado por sales de calcio y fósforo, que es el modo cómo se fijan estas sustancias en el hueso.

hipermenorrea: menstruación abundante.

hiperparatiroidismo: enfermedad de las glándulas paratiroides caracterizada por incremento de la secreción de hormona paratiroidea.

hiperplasia: crecimiento excesivo con engrosamiento del revestimiento de un órgano.

hiperplasia fibro-quística: situación anormal en la que, en las glándulas mamarias aumenta la densidad del tejido conjuntivo y los acinos se dilatan con la formación de quistes.

hipertensión arterial: aumento de la presión arterial por encima de valores de 14/9.

hipertiroidismo: enfermedad de la glándula tiroides caracterizada por incremento de la secreción de hormona tiroidea.

hipertrofia del clítoris: aumento del tamaño del clítoris (ver clítoris).

hipocolesteromiantes: medicamentos empleados para reducir las concentraciones de colesterol en sangre.

hipófisis: pequeña glándula, situada en la base del cráneo, unida al cerebro por un tallo, que regula el funcionamiento de otras glándulas, ente ellas el ovario.

hipotálamo: sector del cerebro, conectado a la hipófisis, que tiene células nerviosas (neuronas), capaces de segregar hormonas (neurohormonas), por intermedio de las cuales se regulan diferentes funciones del organismo, entre otras la hipófisis.

hipotiroidismo: disminución de la función tiroidea.

histerectomía: intervención quirúrgica consistente en la extirpación del útero.

histerectomía subtotal: intervención quirúrgica consistente en la extirpación del útero, pero conservando el cuello uterino.

histerectomía total: intervención quirúrgica consistente en la extirpación de la totalidad del útero.

histerocele: prolapso (ver prolapso) o descenso del útero.

histeroscopía: procedimiento diagnóstico consistente en la observación de la cavidad uterina mediante un instrumento, provisto de lentes de aumento y de luz (histeroscopio) que se introduce a través del cuello del útero.

hormona tiroidea: hormona producida en la glándula tiroides, que estimula diferentes funciones.

hormonas: sustancias químicas, que se producen a nivel de las glándulas de secreción interna y que, llevadas por la sangre, determinan la producción de ciertos efectos en aquellos órganos que son capaces de reaccionar a ellas (órganos efectores).

hormona folículo estimulante: hormona segregada por la hipófisis que estimula el crecimiento del folículo ovárico.

hormona luteinizante: hormona segregada por la hipófisis que estimula la ovulación y el mantenimiento del cuerpo lúteo o amarillo.

hormonas naturales: hormonas que se producen en el organismo.

hormonas sexuales: estrógenos y progesterona (producidas por el ovario y la placenta) y andrógenos (producidos por el testículo, las suprarrenales y el ovario).

HTR: hormonoterapia de reemplazo, administración de las hormonas ováricas que faltan después de la menopausia.

hueso cortical: el hueso duro y denso que forma la cubierta exterior de todos los huesos.

hueso trabecular: el hueso esponjoso que bordea la médula ósea y es rodeado por el hueso cortical.

implantes o pellets: perlas o comprimidos, conteniendo hormonas, que se colocan debajo de la piel, con la finalidad de que éstos vayan pasando progresivamente a la sangre.

incontinencia de orina de apremio o de urgencia: pérdida involuntaria de orina, que ocurre a consecuencia de no poder frenar o inhibir el deseo imperioso de orinar.

incontinencia de orina de esfuerzo: pérdida involuntaria de orina que ocurre al realizar algún esfuerzo.

infarto: muerte de las células de un tejido debido a la falta de aporte de sangre, ocasionada por obstrucción de las arterias que lo irrigan, a consecuencia de la arterioesclerosis (ver arterioesclerosis).

introito: orificio externo de desembocadura de la vagina.

insulina: hormona producida en el páncreas, que regula -entre otras cosas- el nivel de azúcar en sangre.

labios mayores: repliegues de la piel, que conforman la vulva, ubicadas a ambos lados de la desembocadura de la vagina, por dentro de los labios mayores.

laparoscopía: procedimiento consistente en la observación del interior de la cavidad abdominal, a través de un instrumento óptico provisto de luz (laparoscopio), que se introduce a través de una pequeña incisión de la pared del abdomen, frecuentemente en el ombligo.

LDL colesterol: variedad de sustancia, formada por una proteína de baja densidad y por colesterol, que favorece el depósito de este último en las paredes arteriales. Por eso se le designa "agresiva" o "mala".

legrado uterino: también denominado curetaje o raspado. Intervención quirúrgica consistente en raspar el interior de la cavidad uterina mediante una cucharilla (cureta) que se introduce a través del cuello.

leptosomico: biotipo (ver biotipo) caracterizado por el predominio de las dimensiones verticales sobre las transversales.

libido: tendencia o apetencia sexual.

ligadura tubaria: método anticoncepcional irreversible consistente en la cauterización, sección o colocación de un "clip" en las trompas, en forma tal de evitar la llegada de los espermatozoides al óvulo (fecundación).

mamografía: radiografía de las glándulas mamarias.

mastalgia o mastodinia: sensación de tensión o dolor a nivel de los senos.

meato uretral: orificio externo de desembocadura de la uretra.

melanina: pigmento de la piel.

melanoma: tumor de la piel, caracterizado por su color oscuro.

menopausia: momento de la última menstruación definitiva.

menopausia artificial: cese definitivo de las menstruaciones, producido a consecuencia de intervenciones quirúrgicas, medicamentos o radiaciones.

menopausia natural: cese espontáneo y definitivo de las menstruaciones.

menopausia prematura: cese definitivo de las menstruaciones que ocurre con anterioridad a los 35 años.

menstruación: descamación o desprendimiento mensual del endometrio, que se manifiesta como un sangrado o a través de la vagina y de la vulva.

meta-análisis: trabajos científicos en los que se estudian exhaustivamente todas las publicaciones aparecidas hasta la fecha, se las evalúa y compara y se sacan conclusiones.

métodos de barrera/anticoncepción mecánica: método de control de la natalidad por la interposición de un diafragma o de un preservativo que impidan la llegada de los espermatozoides hasta el óvulo.

método de la ovulación o de Billings: método de regulación de la natalidad, consistente en reconocer el período fértil de cada ciclo apreciando la lubricación de los genitales externos.

método del ritmo o de Ogino y Knauss: método de regulación de los nacimientos, consistente en calcular de acuerdo con la longitud de los ciclos, el período fértil, restándole 18 días al ciclo más largo y restándole 11 días al más corto.

métodos sito-térmicos: recurso de planificación de la natalidad consistente en tomar en consideración las variaciones de la humedad genital, la longitud de los ciclos y los valores de la temperatura basal.

método de la temperatura basal: recurso utilizado para saber el momento de la ovulación, coincidente con el aumento de la temperatura, tomada diariamente en la boca, recto o vagina en ayudas y antes de realizar cualquier esfuerzo.

neuronas: células que forman el sistema nervioso.

monte de Venus: región ubicada encima de la vulva, constituida por una almohadilla de grasa y cubierta por piel, provista de abundantes vellos.

neurotransmisores: sustancias producidas por células del sistema nervioso que ocasionan efectos a nivel de otras células, nerviosas o no, próximas o distantes.

normolíneo: biotipo (ver biotipo) caracterizado por la proporción armoniosa de las distintas dimensiones corporales.

norgestrel: progestágeno (ver gestágenos) empleado en casi todas las píldoras anticonceptivas y en los implantes anticonceptivos.

obesidad central inferior: aumento del peso corporal por encima del promedio esperado, caracterizado por distribución preferente del tejido adiposo en la mitad interior del cuerpo.

obesidad central superior: aumento del peso corporal por encima del promedio esperado, caracterizado por distribución predominante del tejido adiposo en la mitad superior del cuerpo.

obesidad universal: aumento del peso corporal por encima del promedio esperado, caracterizado por distribución uniforme del panículo adiposo en el cuerpo.

oligomenorrea: menstruaciones infrecuentes.

ooforectomía: intervención quirúrgica consistente en la extirpación de los ovarios.

osteoblastos: células pequeñas existentes en el hueso, que tienen por función depositar la matriz sobre la que se fija el calcio y contribuyen así a formar hueso nuevo.

osteoclastos: células grandes presentes en el hueso encargadas de destruirlo o reabsorberlo.

osteoporosis: disminución del contenido de calcio en el hueso, que reduce su resistencia frente a traumatismos y favorece las fracturas. El nombre significa "hueso poroso".

ovulación: rotura del folículo ovárico, con liberación del óvulo y del líquido que contenían, hacia la cavidad abdominal.

Papanicolaou o colpocitología oncológica: procedimiento de diagnóstico consistente en la observación microscópica de las células descamadas de distintos tejidos, las que se obtienen "raspando" los mismos mediante un bajalenguas de madera, un hisopo de algodón o un cepillito.

paratiroides: pequeñas estructuras, con aspecto de lentejas, que se hallan por detrás de la tiroides y segregan parathormona, sustancia que favorece la reabsorción del hueso.

parches de estrógenos o sistema transdérmico: dispositivo, que contiene estradiol (ver 17 Beta estradiol), que se adhiere a la piel, a través de la cual libera diariamente hacia la sangre una cantidad constante de dicha hormona.

pielonefritis: infección de los riñones, cuadro caracterizado por dolor en la región lumbar, fiebre y cistitis (ver cistitis).

pícnico: biotipo (ver biotipo) caracterizado por el predominio de las dimensiones transversales sobre las longitudinales.

piometra: acumulación de pus en el interior de la cavidad uterina.

polimenorrea: menstruaciones frecuentes.

pólipos: formaciones anormales, en forma de badajo de campana, que se observan a nivel del cuello o de la cavidad uterina.

progesterona: hormona producida en el cuerpo amarillo del ovario y en la placenta, que prepara al aparato reproductor para el embarazo y lo mantienen hasta el parto.

progesterona micronizada: sustancia química, igual a la progesterona (ver progesterona) que se emplea como medicamento en comprimidos.

prolactina: hormona producida por la hipófisis, que estimula la secreción de leche en la glándula mamaria.

prolapso: descenso de los órganos genitales.

psicofármacos: medicamentos empleados en el tratamiento de los desórdenes psíquicos: ansiolíticos, antidepresivos, hipnóticos.

psicosis maníaco-depresiva: enfermedad mental caracterizada por la alternancia de períodos de excitación (manía) y de depresión.

quimioterapia anticancerosa: tratamiento del cáncer mediante administración de medicamentos por vía oral o en inyecciones.

quistes "de chocolate" o endometriósicos: formaciones redondeadas, llenas de líquido amarronado, debidas a endometriosis del ovario.

quistes funcionales: formaciones redondeadas, llenas de líquido, debidas al crecimiento excesivo de uno o más folículos ováricos.

radioterapia anticancerosa: tratamiento del cáncer mediante la aplicación de radiaciones.

rectocele: descenso o prolapso (ver prolapso) de la pared posterior de la vagina y anterior del recto.

relación cintura/cadera: relación numérica o cociente entre la circunferencia del cuerpo a nivel de la cintura y de la cadera.

resección endoscópica del endometrio: procedimiento terapéutico consistente en la extirpación del endometrio por intermedio de un histeroscopio (ver histeroscopía), provisto de un láser o de una rueda dentada.

seborrea: secreción excesiva de grasa (sebo) por parte de las glándulas sebáceas de la piel, anexas a los folículos pilosos.

síndrome climatérico: conjunto de síntomas debidos a la carencia de hormonas ováricas, que ocurren antes y después de la menopausia.

síndrome de la piernas inquietas: sensación de inquietud o de necesidad imperiosa de mover y cambiar de posición las piernas, más frecuente al acostarse.

síndrome de tensión premenstrual: conjunto de síntomas que aparecen antes de la menstruación.

suprarrenales: glándulas de forma triangular, ubicadas por encima de los riñones que segregan cortisona, aldosterona y hormonas masculinas.

tejido adiposo: grasa del organismo.

termografía: procedimiento diagnóstico, consistente en el empleo de dispositivos que permiten conocer la temperatura en diferentes puntos del organismo.

tirocalcitonina: sustancia producida en la glándula tiroides que frena la reabsorción del hueso. Puede utilizarse como medicamento en inyecciones o en "spray" nasal.

tiroides: glándula que se encuentra en el cuello por delante de la laringe, tiene forma de mariposa y segrega hormona tiroidea y tirocalcitonina.

trombo embolismo: enfermedad caracterizada por coagulación de la sangre dentro de los vasos sanguíneos y posterior arrastre de parte de estos coágulos, que terminan obstruyendo arterias pequeñas en diferentes sectores del organismo.

trombosis: enfermedad caracterizada por la formación de coágulos en el interior de los vasos sanguíneos (arterias o venas).

tuforadas, calores o bochornos: sensación súbita de calor, acompañada por rubor y transpiración, que se repite frecuentemente, durante el climaterio.

umbral de fractura: densidad ósea (ver densidad ósea) por debajo de la cual se reduce la resistencia de los huesos y aumenta la probabilidad de fracturas.

uretra: conducto de salida de la vejiga.

urocultivo: análisis destinado a cultivar la orina para reconocer las bacterias que producen una infección y su sensibilidad a los antibióticos.

valerianato de estradiol: estradiol, estrógeno natural, que se emplea como medicación, en comprimidos.

várices: enfermedad consistente en dilación de las venas.

vaso contracción: contracción de los músculos que forman las paredes de los vasos (arterias) y de este modo disminuye su calibre.

vitamina D: sustancia que favorece la absorción del calcio a nivel del intestino y su pasaje a la sangre.

vulvoscopía: observación de la vulva mediante la colposcopía (ver colposcopía).

SOBRE EL AUTOR.

El autor es médico ginecotocólogo. Egresado de la Facultad de Medicina de Montevideo en 1972, Medalla de Oro de esa Facultad. Realizó Cursos de Post grado en París (1973), Madrid (1976), Buenos Aires (1979) y Baltimore (1980).

Docente e investigador, autor de más de 100 publicaciones científicas, de 3 libros sobre la especialidad y cuatro para público en general. Obtuvo en dos oportunidades el Gran Premio Nacional de Medicina (1987, 1997). Es Presidente de la Sociedad Uruguaya de Endocrinología Ginecológica y Menopausia. Su interés por el tema de la Menopausia lo ha llevado a participar, como invitado y conferencista, en numerosos cursos y Congresos en Latinoamérica, EE.UU y Europa. Ha sido designado Experto

Latinoamericano en Climaterio y Menopausia, por la Federación Latinoamericana de Sociedades de Menopausia (2001). Es miembro titular de la Sociedad Internacional de Menopausia y de la Sociedad Norteamericana de Menopausia, así como de la Asociación Argentina para el estudio del Climaterio. Actualmente se desempeña como director de "La Clínica", Instituto Privado de Ginecología.

Preocupado por difundir temas de salud y medicina preventiva, ha redactado este libro -único en Latinoamérica- dedicado a todas las mujeres de esta parte del Continente, en el que condensa treinta años de experiencia en la práctica ginecológica y obstétrica. El mismo ha sido publicado en la República Argentina y, traducido al portugués, en el Brasil.

También ha escrito las siguientes obras de divulgación: "Manténgase activa y en pie: guía para el diagnóstico y tratamiento de la osteoporosis" (1995); "Carta abierta a una embarazada" (1996); "La naturaleza a favor de la mujer" (1997); "Climaterio femenino" (1998) y "A la búsqueda del hijo deseado" (1999). Todos ellos han sido acogidos con entusiasmo por el público y la crítica.

www.ingramcontent.com/pod-product-compliance
Lightning Source LLC
Chambersburg PA
CBHW051637170526
45167CB00001B/222